Leben LERNEN
Klett-Cotta

Zu diesem Buch

Da in der Psychotherapieausbildung meist zu wenig auf den – wenn auch relativ seltenen – Fall akuter Suizidalität vorbereitet wird, sollte jeder Therapeut sich für den Ernstfall entsprechend trainieren.

Das Buch gibt Interventionsbeispiele für therapeutisch günstiges Verhalten in Risikosituationen. Es vermittelt diagnostische Hilfestellungen, Strategien und Techniken im Umgang mit Patienten in akuten suizidalen Krisen, darüber hinaus aber auch Übungen, die in kollegialen Supervisionsgruppen oder alleine durchgeführt werden können.

Die Reihe »Leben Lernen« stellt auf wissenschaftlicher Grundlage Ansätze und Erfahrungen moderner Psychotherapien und Beratungsformen vor; sie wendet sich an die Fachleute aus den helfenden Berufen, an psychologisch Interessierte und an alle nach Lösung ihrer Probleme Suchenden.

Alle Bücher aus der Reihe »Leben Lernen« finden sich unter www.klett-cotta.de/lebenlernen

Wolfram Dorrmann

Suizid

Therapeutische Interventionen bei Selbsttötungsabsichten

Mit einem Vorwort von Asmus Finzen

Klett-Cotta

Leben Lernen 74

Für die zehnte Auflage 2021 wurde der Titel umfassend aktualisiert.

Klett-Cotta
www.klett-cotta.de
J. G. Cotta'sche Buchhandlung Nachfolger GmbH
Rotebühlstraße 77, 70178 Stuttgart
Fragen zur Produktsicherheit: produktsicherheit@klett-cotta.de

Printed in Germany
Umschlag: Hemm & Mader, Stuttgart
Titelbild: © Gisela Schmeer, München
Satz: PC-Print, München/Eberl & Koesel Studio, Kempten
Gedruckt und gebunden von Esser printSolutions GmbH, Bretten
ISBN 978-3-608-89248-2

Elfte Auflage, 2025

Bibliografische Information der Deutschen Nationalbibliothek
Die Deutsche Nationalbibliothek verzeichnet diese Publikation in der Deutschen Nationalbibliografie; detaillierte bibliografische Daten sind im Internet über <http://dnb.d-nb.de> abrufbar.

Inhalt

Vorwort

Suizidgefährdung ist keine Krankheit. Suizid ist eine Möglichkeit menschlichen Denkens, Fühlens und Handelns. Suizidgefährdung kann aber auch Symptom psychischer Störungen sein. Es gibt nur wenige psychisch Kranke, deren Leiden nicht irgendwann zu der Frage führt, ob sie weiterleben können oder wollen – richtiger: ob sie so weiterleben können. Depressive Verstimmungszustände, Psychosen aus dem schizophrenen Formenkreis, psychogene Reaktionen und Persönlichkeitsstörungen bringen für viele Kranke so viel an Leid, so viel an Unsicherheit im sozialen Umfeld und in der Beziehung zu anderen Menschen, daß Hoffnungslosigkeit und Verzweiflung die Folge sein können. Hoffnungslosigkeit und Verzweiflung wiederum sind nach übereinstimmenden Ergebnissen der internationalen Suizidforschung die wichtigsten Risikofaktoren, die anhaltende Suizidalität begünstigen, zum präsuizidalen Syndrom und schließlich zur Suizidhandlung führen können, auch bei Menschen, bei denen keine psychische Störung bekannt ist.

Soviel wir inzwischen über Suizidgefährdung wissen, so bedrükkend schmal ist immer noch die Literatur zum Umgang damit – zu »Therapeutischen Interventionen bei Selbsttötungsabsichten«. Diese Diagnose Heinz Henselers ist mittlerweile zehn Jahre alt. Sie ist immer noch gültig. Es besteht berechtigte Hoffnung, daß Wolfram Dorrmanns Buch einen wichtigen Beitrag zur Behebung dieses Mangels leisten wird. Es ist ihm gelungen, das Wissen um Behandlungsmöglichkeiten bei Suizidgefährdeten so zu formulieren, daß es im Alltag handhabbar wird.

Zu Beginn seines Buches konfrontiert er seine Leser mit dem Grundproblem des Umgangs mit Suizidgefährdeten: den persönlichen Voraussetzungen der Therapeuten für diese Arbeit; das bedeutet auch Auseinandersetzung mit der eigenen Einstellung zum Leben, mit der Bearbeitung eigener suizidaler Gedanken, die in Übertragungs- und Gegenübertragungsprozesse eingehen können. Wer dazu nicht imstande ist, wird leicht zum Risiko für den suizidgefährdeten Patienten. Das Erkennen von Suizidgefährdung, die Diagnostik von Suizidalität, die Abschätzung der akuten Gefahr sind wesentliche Voraussetzungen für die Behandlung. Diesem Thema, den »Strategien und Techniken im Umgang mit Selbsttötungsabsichten«, ist der umfassendste Teil des Buches gewidmet. Es vermittelt Beratern und Therapeuten aller Berufsgruppen in der Auseinandersetzung mit den Suizidgefährdeten wirksame und praktische Hilfe. Von der Kontaktaufnahme zum Patienten – »Rapport bekommen« – bis zur Frage, was zu tun sei, »wenn nichts mehr geht«, ist alles berücksichtigt. Auch Abschnitte über »übliche Fehler und riskante Interventionen« und darüber, wie man sich verhalten sollte, »wenn es wirklich passiert ist«, fehlen nicht.

Ich bin überzeugt davon, daß dieses Buch in der künftigen Diskussion über den Umgang mit Suizidgefährdeten in Klinik und Praxis, in Therapie und Beratung eine Rolle spielen wird. Ich habe mir so etwas für die Ausbildung von Studenten und Berufsanfängern in den therapeutischen Berufen seit langem gewünscht: ein Buch, das in der Darstellung lebhaft ist, im Text verständlich, das praxisnahe Handlungsanweisungen enthält, die in Beispielen konkretisiert werden, ein Buch, das theoretisch gut untermauert ist.

Auch durch den »richtigen« Umgang mit den Suizidgefährdeten, durch noch so korrekte therapeutische Interventionen bei Klienten mit Selbsttötungsabsichten wird nicht jeder Suizid vermeidbar sein. Die Hoffnungslosigkeit, die Verzweiflung von Menschen, die im Weiterleben keinen Sinn sehen, ist dennoch eine Herausforderung an jeden, er in Therapie und Beratung tätig ist. Die Suizidgefährdung ist eine Herausforderung, der wir uns stellen müssen. Wolfram Dorrmanns Buch wird dabei eine Hilfe sein.

Basel, im Februar 1991 — Asmus Finzen

Vorwort zur 2. Auflage

Es ist erfreulich, daß die erste Auflage des Buches auf soviel Resonanz gestoßen ist. Die positiven Rückmeldungen und kritischen Diskussionen mit anderen Praktikern und Praktikerinnen* haben mich zu dieser Überarbeitung veranlaßt. Einige Kapitel habe ich ergänzt, manches überdacht und neu formuliert (vgl. Pöhls 1991; Dorrmann 1991). Natürlich sind auch die statistischen Angaben auf den aktuellen Stand gebracht und neue Veröffentlichungen berücksichtigt. Auch weitere bewährte Übungen aus den Fortbildungsseminaren sind dazugekommen.

Im Anhang sind die wichtigsten Ergebnisse einer Studie über die suizidspezifischen Ängste von Psychotherapeuten dargestellt. Über diese Studie soll allerdings an anderer Stelle noch ausführlicher berichtet werden.

Neben den aktualisierten Adressen sind jetzt im Anhang auch Adressen aus dem Internet zu finden. Es ist noch nicht klar, welchen Beitrag diese neuen Kommunikationsformen auf unsere therapeutische Arbeit haben werden. Ich persönlich glaube durchaus an die Möglichkeit der psychosozialen Beratung via Internet. Die Diskussionsgruppen, die sich dort auch speziell zum Thema Suizid austauschen oder sich mehr oder weniger anonym in elektronisch verschalteten Selbsthilfegruppen zusammenfinden, zeigen, daß der Bedarf vorhanden ist. Die ebenfalls im Internet erhältlichen Berichte über diese Kontakte lassen darauf schließen, daß hier Menschen schon Hilfe finden konnten. Wie es die anarchistische Konzeption des Internet möglich macht, bekommt man hier natürlich auch sehr viele Informationen über Methoden, sich das Leben zu nehmen. Mittlerweile gibt es in den USA Psychotherapeutinnen und Psychotherapeuten, die über das Internet erreichbar sind. Im Grunde arbeiten sie konsequent nach dem bewährten therapeutischen Prinzip, in die Welt des Patienten einzusteigen und ihn dort abzuholen. Ob das Abholen dann irgendwann auch einen persönlichen Kontakt nach sich zieht, halte ich jedoch für entscheidend. Psychotherapeutische Methoden, wie sie zum Beispiel auch hier (im 3. Kapitel) beschrieben sind, die neben dem

Denken auch körperliche Prozesse berücksichtigen, dürften in dieser Form nicht möglich sein. Ich bin auf die weiteren Entwicklungen in diesem Medium jedenfalls sehr neugierig.

Bamberg, im Januar 1996 Wolfram Dorrmann

Vorwort zur 10. Auflage

Auf dem Markt der anwendungsbezogenen Fachbücher hält sich dieses Buch inzwischen seit 30 Jahren. In der vorliegenden Auflage wird die 9. Auflage von 2018 korrigiert und bezüglich der statistischen Angaben auf den aktuellen Stand gebracht. Die positiven Rückmeldungen und kritischen Diskussionen mit anderen Praktikern und Praktikerinnen* haben auch zu weiteren Veröffentlichungen geführt, welche die Inhalte der aktuellen Ausgabe ergänzen und zum Teil vertiefen (Dorrmann, 2021, 2013, 2011, 2008, 2007, 2005, 2003, 1999 u. 1998 sowie Teismann & Dorrmann 2015, 2013 u. 2012).
Darüber hinaus haben wir in den letzten Jahren Lehrvideos zur Suizidprophylaxe erstellt (Teismann, T., Gysin-Maillart, Anja C, Koban C. & W. Dorrmann 2019). Einige sind auch kostenfrei verfügbar (siehe unter: www.krisen-intervention.de).
Ich hoffe, dass Sie als Behandler*innen oder Berater*innen in diesen Veröffentlichungen immer gute Anregungen und Hilfen für ihre Patient*innen in Krisen finden können, und ich wünsche Ihnen, dass es Ihnen immer gelingt, Ihre Patient*innen davon zu überzeugen, sich und dem Leben noch mal eine Chance zu geben.

Fürth, im Mai 2021 Wolfram Dorrmann

* In den folgenden Ausführungen werden vom Autor und vermutlich auch von den Lesern und Leserinnen bei der Verwendung männlicher Personenbezeichnungen auch immer die weiblichen mitgedacht!

Einleitung

In der ambulanten psychotherapeutischen Arbeit wird man selten mit Patienten konfrontiert, die ernsthaft suizidgefährdet sind. So kommt es, daß auch sehr erfahrene Therapeuten wenig Routine im Umgang mit solchen Problemen haben. Andererseits sind es genau diese wenigen Patienten, die ihren Therapeuten schon mal schlaflose Nächte bereiten können.

Möglicherweise war ich dadurch, daß ich schon sehr bald im Laufe meiner therapeutischen Tätigkeit den Schwerpunkt auf die Behandlung von Depressionen gelegt hatte, häufiger als andere Kollegen mit suizidalen Patienten konfrontiert worden. Ich mußte mir also neben den depressionsspezifischen Behandlungsmethoden auch für diese Krisensituationen ein zusätzliches Konzept schaffen.

Dazu kam, daß sich die Teilnehmer meines Seminars ›Therapeutische Basisfertigkeiten‹ fast jedesmal das Problem Selbsttötungsabsichten zur Vertiefung ausgewählt haben. So war ich gezwungen, mich mit dem Thema auch im Rahmen der Ausbildung von Psychologen auseinanderzusetzen. Das Material, das sich im Laufe der Jahre ansammelte, wurde immer umfangreicher, und ich begann damit, spezielle Trainingsseminare anzubieten, in denen ich diejenigen therapeutischen Möglichkeiten, die sich in meiner Arbeit im Umgang mit suizidalen Patienten als praktikabel und effektiv herausgestellt hatten, auch anderen Therapeuten vermittelte. Diese möchte ich in diesem Buch vorstellen. Ich setze dabei voraus, daß der Leser für die Arbeit mit depressiven Patienten schon ein eigenes Konzept zur Verfügung hat. Dieses Buch soll wirklich nur eine Hilfe für die manchmal entscheidende Krisensituation sein.

Lange Zeit war die Entwicklung detaillierter psychotherapeutischer Interventionskonzepte bei Krisensituationen vernächlässigt worden. Ein Mangel, der zum Zeitpunkt der ersten Veröffentlichung diese Buches (1991) sowohl in der Fachliteratur als auch in der Ausbildung festzustellen war und auch von verschiedenen Autoren beklagt wurde (vgl. Pöhls 1988, Reimer 1986, Ühlein 1990).

Mittlerweile hat sich da einiges getan, und ich habe mich bemüht, auch diese Entwicklungen in der Neuauflage zu berücksichtigen.
Dieses Buch soll Anregungen zu therapeutisch günstigem Verhalten für diese risikoreichen Situationen liefern, wobei mir klar ist, daß das ein Training der Interventionen nicht ersetzen kann. Für diejenigen, die über das Lesen hinaus etwas für die Erweiterung ihrer therapeutischen Kompetenzen tun wollen, sind deshalb an einigen Stellen passende Übungen eingestreut, die in Ausbildungs- oder kollegialen Supervisionsgruppen, aber auch zum Teil alleine durchgeführt werden können.
Ich betrachte diese Übungen als eine Art »Unfalltraining«, wie es auch erfahrenen Autofahrern angeboten wird. Die meisten haben nämlich irgendwann in ihrer Ausbildung, wie beim Erlernen des Autofahrens, sinnvolle Hinweise allgemeiner Art erhalten, die plausibel und auch einfach umsetzbar klingen, aber es bleibt im Grunde offen, inwieweit man im Ernstfall in der Lage wäre, einem riskanten Überholmanöver sicher auszuweichen oder im Schleudern effektvoll gegenzulenken. Die Seltenheit solcher Situationen bedingt auch hier den Mangel an Routine.
Bei ernsthaft gefährdeten Patienten scheuen sich deshalb viele Therapeuten, das Risiko einer ambulanten Psychotherapie auf sich zu nehmen, und denken sehr schnell an eine stationäre Einweisung. Sicherlich ist letzteres auch ein vernünftiger Gedanke, wenn man sich überfordert fühlt. Andererseits bin ich überzeugt, daß eine Einweisung auch in diesen seltenen Fällen meist vermeidbar ist.
In den ersten Jahren meiner therapeutischen Arbeit war ich kaum mit akut suizidalen Klienten konfrontiert worden. Eine meiner jugendlichen Klientinnen in der Erziehungsberatungsstelle schluckte immerhin alle ihre Antibabypillen. Dies aber nur, um die Mutter zu schockieren, die ihr verboten hatte, mit ihrem Freund weiterhin die Nächte in ihrem Zimmer zu verbringen. Meine Klientin war 15 Jahre alt und wußte sehr wohl, daß auch eine derart hohe Dosis hormoneller Kontrazeptiva nicht lebensbedrohlich sein würde. Mit dieser demonstrativen Aktion gelang es ihr allerdings, die Mutter von dem Verbot abzubringen.
Der eigentliche Auslöser für eine intensivere Auseinandersetzung mit der Problematik war die Begegnung mit einem Studenten, der die psychologische Beratungsstelle des Lehrstuhls, an dem ich ar-

beitete*, aufsuchte. Er erzählte mir, er habe in seiner Stammkneipe einen jungen Mann kennengelernt, der ihm im Laufe eines Gespräches die Frage gestellt hätte, wie er denn eine größere Geldsumme möglichst sinnvoll anlegen solle. Er habe das Geld übrig, da er sich bald umbringen wolle. Der Student bat mich nun um Rat, was er denn tun könne, um ihn davon abzuhalten. Ich war damals der Ansicht, daß ich nur jemandem helfen kann, wenn er sich auch helfen lassen will, und daß dies voraussetzt, daß derjenige auch den Kontakt selbst zu mir suchen muß. Also besprach ich mit dem sehr engagierten Studenten die Möglichkeiten, den Betreffenden dazu zu bewegen, mit unserer Stelle bzw. mit mir Kontakt aufzunehmen. Leider gelang ihm dies nicht. Wie es bei unerledigt gebliebenen Ereignissen nicht anders zu erwarten ist, hat es mich in der darauffolgenden Zeit auch noch hin und wieder gedanklich beschäftigt. Rein zufällig traf ich diesen Studenten dann etwa ein Jahr später auf der Geburtstagsfeier einer Kollegin. Ich wartete auf eine günstige Gelegenheit und erfuhr auf mein Fragen hin, daß sich der junge Mann damals kurz darauf wirklich das Leben genommen hatte.

Ich erinnere mich, daß ich sehr betroffen reagierte. Für mich war dies das erste Mal, daß ich mich fragen mußte, inwieweit ich an diesem Punkt auch noch andere und natürlich bessere Möglichkeiten gehabt hätte. Diese Idee hat mich über diesen Abend hinaus weiter beschäftigt, und mittlerweile ist mir klar, was ich in einer solchen Situation zusätzlich tun könnte. Ich hätte in diesem Fall dem Rat suchenden Studenten die Rolle eines Co-Therapeuten anbieten und ihn entsprechend vorbereiten können, wie ich es mittlerweile mit den Teilnehmern in meinen Seminaren mache. Vieles von dem im Abschnitt »Interventionen« Dargestellten hätte er mit mir zunächst durchspielen können, um es dann auf die reale Gesprächssituation zu übertragen. Ich will nicht behaupten, daß wir damit eine Garantie gehabt hätten, daß jener junge Mann seine Entscheidung revidiert hätte, denn letztlich kann man niemanden, der sich wirklich entschließt, sich umzubringen, davon abhalten. Er wird immer eine Möglichkeit finden, dies erfolgreich zu tun. Ich denke aber, daß solch ein Entscheidungsprozeß möglichst lange im Fluß bleiben sollte, denn es kann kein Mensch jemals behaupten, er hätte alle Argumente geprüft oder alle Zukunftschancen ausgelotet. Je länger der Prozeß, um so fundierter die Entscheidung, gleich, ob für oder gegen den Suizid. Damit ist auch schon das wichtigste Ziel für das erste Gespräch mit suizidalen Patienten angesprochen: Zeit gewinnen (vgl. Kap. 3.2).

Idealerweise sollte sich aber jeder Therapeut, bevor er sich dieser Aufgabe stellt, klar darüber geworden sein, welche Einstellung er selbst zur Möglichkeit einer Selbsttötung hat. Die Entwicklung einer therapeutisch günstigen Einstellung wird ihm nicht nur helfen, mit der nötigen Distanz angemessen zu reagieren, sondern auch bei der Identifikation von Selbsttötungsabsichten und der Einschätzung des vorhandenen Risikos gute Dienste leisten. Entsprechend sollen den Kapiteln über Diagnostik (Kap. 2) und Interventionen (Kap. 3) einige Anregungen in diese Richtung vorangestellt werden.

Das Buch enthält wahrscheinlich in allen Kapiteln Ideen, bei denen ich nicht mehr genau sagen kann, inwieweit diese von mir selbst stammen, ob ich sie mir irgendwann angelesen oder in einer Ausbildungssituation vermittelt bekommen habe. Insbesondere mein Freund Jürgen Habiger und andere Kollegen, mit denen ich über dieses Thema häufig diskutierte, sowie viele Seminarteilnehmer dürften sich hier mit Recht angesprochen fühlen bzw. wiederfinden; nicht zu vergessen die vielen Klienten, denn Therapie ist auch immer ein gemeinsames Lernen. Für alle diese kreativen Momente, an denen auf diesem Weg nun auch andere teilhaben können: Vielen Dank!

---

* Psychologische Forschungs- und Beratungsstelle des Lehrstuhls für Klinische Psychologie (Prof. Dr. H. Reinecker), Universität Bamberg

1. Voraussetzungen beim Therapeuten für die Arbeit mit Suizidalen

1.1 Bearbeitung eigener suizidaler Gedanken

Grundlage optimaler Arbeit mit suizidalen Klienten ist eine reflektierte und auch günstige Einstellung des Therapeuten zum Problem der Selbsttötung. Oft stoße ich in Erstgesprächen auf Aussagen wie folgende: *»Die Klinik hat mir mitgeteilt, daß Sie einen Suizidversuch hinter sich haben.«* Wenn sich dann die betreffenden Therapeuten selbst auf Band hören können, erkennen auch sie sofort die unpassende Sachlichkeit und das damit verbundene Bedürfnis nach persönlicher Distanz zum Thema. Noch häufiger läßt sich die Vermeidung solcher Inhalte durch schlichtes Ignorieren feststellen. Sie kann darin bestehen, daß sehr deutliche, aber indirekte Hinweise ganz einfach vom Therapeuten überhört werden oder daß er sogar bei direkten Hinweisen schnell das Thema wechselt. Klienten verfügen durchaus über hinreichend soziale Sensibilität (depressiven Klienten sagt man sie ja besonders nach), daß sie die Angst des Therapeuten vor solchen Problematiken spüren. Sie werden sich gut überlegen, ob sie in späteren Sitzungen nochmals darauf zurückkommen wollen, wenn sie überhaupt noch ein weiteres Mal kommen. Ich meine deshalb, daß jeder Psychotherapeut folgende Fragen für sich beantwortet haben sollte:

- Habe ich Angst vor dem Thema Tod und Selbsttötung?
- Hatte ich schon mal den Gedanken, mich umzubringen?
- Mit wem habe ich darüber gesprochen?
- Wie würde ich es tun bzw. wie hatte ich es geplant?
- Wen hätte es am meisten/wenigsten getroffen?
- Was könnte mich hindern, mein Leben zu beenden?
- Hat mich schon mal ein Patient überzeugt, daß Suizid für ihn besser ist?

- Fühle ich mich fachlich in der Lage, mit Klienten, die akut suizidgefährdet sind, zu arbeiten?
- Werde ich mir in einem Fall akuter Suizidalität Hilfe (Supervision) holen oder den Patienten weitervermitteln, wenn ich mich in meinen Kompetenzen/Fähigkeiten überfordert fühle?
- Sollten Therapeuten eine bewußte Entscheidung für Selbsttötung respektieren?
- Welche Gründe könnte es für mich selbst geben, mein Leben zu beenden?

Diese Fragen stelle ich meist zu Beginn meiner Seminare. Sie sollen konfrontieren mit den eigenen Ängsten vor dem Tod, der, wie z.B. auch das Altern, in unserer Gesellschaft weitgehend tabuisiert ist. Voraussetzung jeder guten therapeutischen Arbeit ist es, daß der Therapeut selbst weniger Angst im Umgang mit dem jeweiligen Problem haben sollte als der Klient.
Die letzte Frage, finde ich, ist die wichtigste. Sie zeigt, wieviel Lebensmut der Therapeut selbst besitzt, ob er vielleicht auch selbst Tendenzen hat, zu schnell aufzugeben. Ich stelle dazu folgende Behauptung in den Raum: »*Wer Therapie mit Suizidalen machen muß oder will, sollte meiner Meinung nach sicher sein, daß es für ihn keinen Grund gibt, sich umzubringen.*« Kann er dies aus einer gereiften Überzeugung heraus für sich behaupten, wird das, wenn die Beziehung gut ist, den Patienten in seiner Entscheidung für eine Selbsttötung zumindest verunsichern (s. auch Kap. 3.5). Wer hier selbst nicht »mit beiden Beinen im Leben steht«, dem wird diese Möglichkeit weniger offenstehen.
Bei vielen Teilnehmern stößt diese Behauptung auf Widerspruch, und sogar in Gesprächen mit anderen Psychotherapeuten stehe ich hier erstaunlich oft alleine. Meist wird dann ein Beispiel von Selbsttötung bei unheilbaren, sogenannten terminalen Krankheiten konstruiert. Dieser Fall ist für mich jedoch deshalb als Sonderfall einzustufen, als hier der Tod innerhalb relativ kurzer Zeit unausweichlich bevorsteht. Nur wenn sich der Patient mit den medizinischen Problemen auseinandersetzen konnte, stelle ich eine Entscheidung für den vorgezogenen Tod durch das Ablehnen lebensverlängernder Maßnahmen oder einer eher Leiden verursachenden als verhindernden Therapie aus psychotherapeutischer

Sicht nicht mehr in Frage. Letztlich ist es eine weltanschauliche bzw. religiöse Entscheidung, ob man Leiden ertragen will oder sogar noch Hoffnung auf eine spontane oder wundersame Heilung hat, auch wenn dies nach allen medizinischen Erfahrungen so gut wie ausgeschlossen ist.

Ganz anders sehe ich dies bei chronischen, unheilbaren Krankheiten. Hier kommt man nicht um die Frage herum, warum ein Weiterleben mit einer bestimmten Krankheit oder Behinderung nicht mehr sinnvoll sein soll. Als ich mir mit neunzehn Jahren für die Ableistung meines Zivildienstes eine Arbeit mit körperlich und geistig Behinderten aussuchte – und auch nach dieser Zeit –, war mir lange nicht bewußt, welche wichtigen Dinge ich hier für mein Leben gelernt hatte. Ich weiß nur, daß ich die ersten Tage und Wochen als sehr schwer empfand und sogar zweifelte, ob ich das durchhalten würde.

Meine Lösung bestand darin, daß ich zwischen meinem Leben und dem Leben derer, die mir damals anvertraut waren, zu unterscheiden lernte. Zum anderen machte ich die Erfahrung, daß viele dieser Kinder und Jugendlichen eine originäre Energie besaßen, die ihnen half, mit den Problemen ihrer Behinderung zurechtzukommen. Das Ausmaß dieser Energie stand in keinem erkennbaren Zusammenhang zu dem Grad der Behinderung. Der Grund liegt wohl in der Lebensfreude, welche diese Kinder in ihren Familien und in deren Umfeld vermittelt bekommen hatten. Es machte Spaß, mit ihnen den Schulunterricht und die Freizeit zu gestalten, eine Erfahrung, die viele meiner Freunde und Bekannten damals nicht nachvollziehen konnten. Ich glaube, von diesen behinderten Menschen habe ich einen großen Teil von dem Optimismus erhalten, der es mir wohl ermöglichen würde, eine solche Lebenssituation bewältigen zu können.

Sehr oft passiert es, daß Seminarteilnehmer sagen, sie würden zum Beispiel ein Leben im Rollstuhl nicht weiterführen wollen. Um bei ihnen Zweifel zu säen, erzähle ich meist die Geschichte eines Mannes in meinem Heimatdorf, dem Vater eines Jugendfreundes von mir. Er war seit dem 30. Lebensjahr durch eine Polioinfektion vom Hals abwärts gelähmt und deshalb abhängig von einer sogenannten ›Eisernen Lunge‹. Er lag immer im Bett und konnte nur sehr schwer mit Lippenbewegungen Worte und Sätze bilden, die lediglich seine Frau, seine Kinder und enge Freunde verstehen konnten. Mit einem Finger der rechten Hand hatte er gelernt, eine elektrische Schreibmaschine zu bedienen, wenn man sie ihm aufs Bett stellte. Zunächst mag ein solches Leben wirklich sehr reduziert und für einen selbst unvorstellbar erscheinen. Trotzdem: Dieser Mann nahm mehr als 25 Jahre lang seine Rolle als erziehender Vater wahr, der sich über die Entwicklung und das Selbständigwerden seiner Kinder genauso freute wie über den Besuch seiner Freunde. Er lernte Fremdsprachen, hatte Brieffreunde im Ausland, spielte leidenschaftlich Schach und nahm auch an den Vorgängen im Ort regen Anteil. Dies soll nicht über die immensen Schwierigkeiten hinwegtäuschen, die sicherlich auch existierten. Gerade in deren Bewältigung liegt ja das Bewundernswerte.

Auch wenn diese Lebensgeschichte meiner Erfahrung nach geeignet ist, bei Therapeuten Zweifel an ihrer eigenen pessimistischen Haltung zu erzeugen, so habe ich diese Geschichte bisher noch nie Klienten erzählt, die selbst betroffen waren. Dies würde wohl zu sehr im Sinne einer Durchhalteparole verstanden werden. Ich erzähle diese Geschichte aber durchaus Klienten, die mit Angehörigen in vergleichbaren Situationen leben.

Wie sehr ›depressive Therapeutenkognitionen‹ die Arbeit mit Klienten beeinträchtigen können, zeigt ein Fall, den Michael Linden auf einem Kongreß in Berlin dargestellt hat:

> »Ein Kollege berichtete über einen Suicid und meinte, er könne letztlich den Suicidenten gut verstehen. Eigentlich müsse man zugeben, daß der Suicident richtig gehandelt habe. Er habe vor seinem Tod erklärt, daß er ein gutes Leben gehabt habe. Er hätte Geld gehabt, reisen können ... Was habe denn jetzt in der Zukunft noch kommen sollen? Er habe alle positiven Seiten des Lebens kennengelernt und habe nichts mehr zu erwarten, er sehe die Zukunft hoffnungslos ...« (Linden 1980, S. 43)

Der betreffende Therapeut stimmte hier offensichtlich mit der willkürlichen Schlußfolgerung überein, daß die Zukunft nur hoffnungslos sein kann, wenn die Vergangenheit so gut war. Der laufenden Therapie dürfte dies sicherlich nicht zuträglich gewesen sein (vgl. auch Kap. 3.5).

Ein Mißverständnis, das häufig auftritt, soll hier allerdings geklärt werden: Es geht nicht darum, die in der Arbeit mit Suizidalen auftretenden Ängste oder eigene Suizidgedanken gar nicht zu haben. Dies wäre ein Anspruch, dem sicher niemand gerecht werden kann. Der Suizidforscher Hermann Pohlmeier, der sich seit vielen Jahren mit den Ängsten von Psychotherapeuten befaßt (vgl. Pohlmeier 1982), vermutet sogar, daß ein solcher Anspruch des Therapeuten Suizidverhütung unmöglich macht (Ders. 1992, S. 254).
Es geht allein um die Bereitschaft, sich diese Ängste zuzugestehen, sie dann aber kreativ in Richtung von Lösungen oder Lebensbewältigung zu nutzen. Hilfreich können dabei neben der professionellen Supervision durch eine außerhalb des Teams stehende Person auch Kollegen im Team selbst sein, denen man sein Vertrauen schenkt (Intervision).

Übungen zu Kapitel 1.1:

- Setzen Sie sich mit Ihren eigenen Ängsten auseinander, indem Sie den Fragebogen im Anhang C für sich beantworten. Schätzen Sie ein (von 0–5), wie hoch Ihre eigenen Ängste ausfallen würden. Vergleichen Sie Ihre Werte mit den Ergebnissen der Befragung (Graphik S. 155).
- Überlegen Sie, ob es in Ihrem Bekanntenkreis Menschen mit schwierigen Lebensgeschichten gibt, aus denen man Mut schöpfen könnte. Versuchen Sie einmal, mit diesen Menschen ins Gespräch zu kommen. Sie sind meist sehr gerne bereit, über ihre Probleme und ihre innere Stärke zu sprechen.
- Beantworten Sie sich die oben gestellten Fragen selbst auch einmal schriftlich, wobei Sie sich durchaus einige Tage Zeit geben sollten, immer wieder darüber zu reflektieren und die Antworten aufzuschreiben.
- Diskutieren Sie die Fragen mit Freunden bzw. mit Kollegen. Sie werden merken, wie schnell Sie über dieses Thema in ein sehr persönliches und intensives Gespräch kommen können.
- Machen Sie ein Rollenspiel mit einem Kollegen und schneiden Sie das Thema Selbsttötung an. Verwenden Sie dabei eine deutliche Sprache mit Aussagen, die auf innere Sicherheit mit diesem Thema schließen lassen können (z. B.: *»Die Kollegen von*

der Klinik haben mir erzählt, daß Sie sich das Leben nehmen wollten, soweit ich weiß, durch Aufschneiden Ihrer Pulsadern.«).

1.2 Sensibilität für Übertragungs- und Gegenübertragungsprozesse

Häufiger jedoch als die oben beschriebene verständnisvolle Haltung gegenüber suizidalen Klienten sind aggressive Einstellungen bei den Helfern zu beobachten, die aus psychodynamischer Sicht drei gängige unterschiedliche Interpretationen im Sinne von nicht genügend beachteten und bearbeiteten Gegenübertragungsreaktionen zulassen (vgl. Reimer 1981, S. 6):

(1) Als Abwehr eigener latenter Todeswünsche,
(2) als Nicht-eingestehen-Können der eigenen Hilflosigkeit,
(3) als Abwehr des Gefühls, vom Klienten nicht gebraucht oder gar abgelehnt zu werden.

Da die Suizidrate unter den Angehörigen helfender Berufe höher ist als in der Normalbevölkerung, dürfte die erste Art der Gegenübertragung bei unzureichend selbsterfahrenen Therapeuten eine durchaus häufig auftretende Gefahr darstellen. Reimer (1981) schreibt ergänzend, daß in der Literatur darin Übereinstimmung bestehe, »daß Psychiater von allen Berufsgruppen das höchste Suizidrisiko haben«. (A.a.O., S. 6)
Die zweite und dritte Interpretation geht von einer narzißtisch strukturierten Helferpersönlichkeit aus. Um die Entstehung der aggressiven Impulse in diesem Fall zu verstehen, ist es notwendig, neben dem Beziehungsangebot des Patienten (»Hilf mir!«) auch seine Art der Übertragung zu erkennen. Eine negative Übertragung (z. B. »Du darfst mir nicht helfen, weil Du sonst – wie mein Vater – zuviel Macht über mich hättest!«) führt in der Regel dazu, daß der Klient die Beratung oder Therapie in Frage stellt oder sogar entwertet. Auch der indirekte Boykott durch Zuspätkom-

Tabelle 1: Aufbau und Wirkung von Gegenübertragungshaß bei der Behandlung suizidaler Patienten (Reimer 1981, S. 9, nach Maltesberger und Buie 1974)

Abwehr	Bewußte Phantasie des Therapeuten	Erlebter Affekt	Potential für ›Acting Out‹
Keine	Mord, Marter, Abweisung	Haß	gering
Verdrängung von Haß	Wunsch, irgendwoanders zu sein, Konzentrationsschwierigkeit auf das, was der Pat. sagt	Ruhelosigkeit, Angst, Schläfrigkeit, Erfahrung eines geringen Affektes gegenüber dem Pat.	Tendenz, auf die Uhr zu sehen, ungeduldig zu sein, indirekte Übermittlung einer leichten Abweisung
Wendung des Hasses gegen sich selbst	Impuls, aufzugeben. Phantasien von Selbstentwertung u. Degradierung. Suizidgedanken.	Gefühl von Wert- und Hoffnungslosigkeit; deutliches Gefühl von Unfähigkeit	Pat. irgendwoanders hinschicken; in masochistischer Weise die Entwertung durch den Pat. ohne weitere Nachforschungen akzeptieren
Verkehrung des Hasses ins Gegenteil (Reaktionsbildung)	Wunsch, den Pat. von der Bindung an ihn zu lösen	Gefühl von ängstlicher Einsamkeit, Drang, zu helfen und zu heilen	Einmischung in die Angelegenheiten des Pat.; zu häufiges Nachfragen nach Suizidimpulsen
Projektion des Hasses	Der Pat. ist dabei, sich selbst zu töten. Der Pat. will mich töten	Furcht, leichter Haß	Verstoßung des Pat.; Versuch, suizidales Verhalten durch aufgezwungene Kontrollen zu kontrollieren
Verschiebung und Verleugnung	Pat. ist jenseits jeder Hilfe	Gleichgültigkeit, Mitleid, Resignation	Verstoßung des Pat.

men oder die *»fehlende Energie«* für Hausaufgaben ist häufig. Diese in der psychoanalytischen Literatur als ›Übertragungsangriffe‹ bezeichneten Verhaltensweisen können, wenn sie nicht als solche erkannt werden, zu schweren Kränkungen, vor allem eben bei narzißtisch strukturierten Therapeuten, führen (vgl. Reimer 1981). Wehrt der Therapeut seine entstehenden aggressiven Impulse (›Übertragungshaß‹ /›-wut‹) ab, wird er diese auf irgendeine andere Art ausagieren. Wie dies unter anderem geschehen kann, wurde von Maltsberger und Buie (1974) systematisiert und zum erstenmal von Reimer (1981, S. 9) für den deutschen Sprachraum veröffentlicht. Da die Abwehrmechanismen des Therapeuten die Gefahr des Suizids beim Patienten meist unbemerkt verstärken, finde ich es angemessen, diese Tabelle hier eigens nochmals darzustellen (s. S. 19). Sie kann in dieser Form Supervisoren, die Therapeuten mit suizidalen Klienten betreuen, sehr dienlich sein, aber auch Therapeuten selbst aufmerksam werden lassen, ob sie sich für ihren Fall nicht gezielt Supervision einholen sollten, um ihre Gegenübertragungsreaktionen wahrnehmen und gezielt bearbeiten zu können.

Milch (1988) beschreibt in Anlehnung an dieses Konzept auch die relevanten Merkmale der narzißtischen Therapeutenpersönlichkeit, gegen die der Patient in der Regel seine Übertragungsangriffe richtet. Diese sind »unrealistische Zielvorstellungen« und das »Bestreben, jeden heilen, alles wissen und jeden Patienten mit allen Eigenschaften lieben zu wollen« (a.a.O., S.20). Der Autor macht einige Interventionsvorschläge, die über den allgemeinen Hinweis des Sichbewußtwerdens der Gegenübertragungsreaktionen hinausgehen (vgl. a.a.O., S.16 ff.):

- Deutung der Angriffe des Patienten durch Äußerungen wie *»Sie wollen mir weh tun«* oder *»Sie verletzen mich«*,
- Vermeidung scheinbar gutgemeinter Interventionen wie z. B. Medikamentenänderungen, Ausgangsregelungen und Verlegungen,
- Vermeidung zynischer Bemerkungen oder von Aufforderungen, zur eigenen Aggressivität zu stehen,
- Ertragen der Ablehnung durch den Patienten bei gleichzeitiger Bereitstellung genügend haltender Funktionen.

Die Durcharbeitung der entstehenden ›Übertragungs-/Gegenübertragungskrise‹ ist in der Regel nur im ausgesprochen therapeutischen Setting möglich und dürfte für Helfer, die über Kurzkontakte mit akuten Fällen konfrontiert sind und dadurch eine eher zuweisende Funktion im Netz der Versorgung haben, von untergeordneter Bedeutung sein. Andererseits sollte jeder Helfer über so viel Selbsterfahrung verfügen, daß ihm zumindest seine persönliche Art, die narzißtischen Tendenzen auszuleben, bewußt ist.
Finzen (1989) berichtet von einer Untersuchung, in der 20 gescheiterte Therapien von Suizidpatienten analysiert wurden (Rotov 1970), und schreibt dazu: »... die verantwortlichen Ärzte hätten zum beträchtlichen Teil charakteristische Persönlichkeitsmerkmale gehabt: die einen seien wohlwollend, unentschlossen und schwach gewesen, die anderen aggressiv und nihilistisch.« (A.a.O., S. 120). Finzen sieht dies als Bestätigung für seine Ansicht, daß »Zuverlässigkeit, Einfühlungsvermögen (Empathie) und innere Stabilität ... die Eigenschaften (sind), die im Umgang mit Suizidgefährdeten weiterhelfen« (ebd.).
Ein weiterer Hinweis auf eine problematische Gegenübertragung besteht in der leichtfertigen Übernahme von zu vielen suizidalen Patienten (vgl. Richman 1986, S. 119). Es ist daher empfehlenswert, kompetente Kollegen oder entsprechende Anlaufstellen zu kennen, die hier einspringen könnten. Auch akute Fälle abzulehnen, ist einerseits eine gute Übung für Therapeuten, die glauben, allen helfen zu müssen, und dürfte vor allem auch zum Besten des Klienten sein.

Übung zu Kap. 1.2:

Überprüfen Sie, ob sich in Ihrem Leben ein Verlust von Sinn feststellen läßt. Hinweise darauf ergeben sich nach Grom und Schmidt (1979), wenn Sie in der letzten Zeit einige der folgenden Erlebnisse hatten:

> »Das Gefühl ohnmächtigen Zorns, weil Sie glaubten, alles Bisherige umsonst getan zu haben. ...
> Den Wunsch, noch mal Kind zu sein und das Leben noch einmal anfangen zu können. ...
> Die Beobachtung, daß Sie versuchen, Ihr Leben vor sich selbst

> und anderen gehaltvoller und bedeutender darzustellen, als es wirklich ist. ...
> Die Abneigung, sich mit tiefen und eventuell unbequemen Gedanken über Ihr Tun und Wirken zu belasten. ...
> Das Gefühl einer Unruhe, das sich aufdrängt und quälende Interesselosigkeit an allem, was sich Ihnen anbietet, hervorruft. ...
> Den Gedanken, daß Sie sich im Angesicht des Todes sagen müßten, es habe sich nicht gelohnt zu leben.« (A.a.O., S. 138 f.)

Wer sich hier an keiner Stelle wiederfindet, dürfte eine recht stabile Lebensgrundlage besitzen und auch für negative Gegenübertragungen weniger anfällig sein. Wenn Ihnen einige Gedanken bekannt vorkommen, sollten Sie in jedem Fall die Übung machen, die sich an das nächste Kapitel anschließt.

1.3 Therapeutisch günstige Grundeinstellungen zum Suizid

Man kann letztlich niemanden hindern, sich umzubringen. Wer es wirklich tun will, wird immer eine Möglichkeit finden. In diesem Punkt scheint auch unter den verschiedenen therapeutischen Richtungen Konsens zu herrschen. Diese Einstellung ist nicht nur günstig für die Psychohygiene des Therapeuten (vgl. Kap. 5), sondern auch dafür, daß der Klient sich in der Beziehung zum Therapeuten frei fühlen kann, was seinen Entscheidungsprozeß angeht (vgl. Kap 3.1).
Es gibt allerdings unterschiedliche Meinungen darüber, welche Wirkung eine solche Einstellung haben kann. So schreibt Rogers zu diesem Punkt:

> »Mir scheint, daß der Therapeut nur dann die große Stärke der Fähigkeit und Kapazität des Individuums zur konstruktiven Handlung erkennt, wenn er voll und ganz einverstanden ist, daß *jede* Möglichkeit, *jede* Richtung gewählt wird. Wenn er damit einverstanden ist, daß unter Umständen auch der Tod gewählt wird, dann wird das Leben gewählt werden; wenn die

> Neurose ebenfalls zur Wahl steht, dann wird die Gesamtnormalität gewählt.« (Rogers 1973, S. 59)

Nicht alle teilen diesen Optimismus. C. G. Jung meint sogar, daß die Entscheidung zum Suizid schon vorbestimmt sein könne:

> »Es ist in der Tat eine Frage, ob ein Mensch … seinem Leben ein Ende setzen solle oder dürfe. In diesen Fällen entspricht es meiner Einstellung, nichts zu beeinflussen. Unter solchen Umständen würde ich den Dingen den Lauf lassen; denn wenn es im Menschen angelegt ist, Selbstmord zu verüben, dann geht tatsächlich sein ganzes Leben in dieser Richtung; das ist meine Überzeugung. Ich habe Fälle gekannt, wo es fast kriminell gewesen wäre, den Selbstmord zu verhindern, denn alle Beweise lagen vor, daß er der Tendenz ihres Unbewußten entsprach und infolgedessen eine Grundgegebenheit war. So ist meiner Meinung nach nichts wirklich gewonnen, wenn ein solches Ende verhindert wird. Man muß es wohl der freien Entscheidung des Individuums überlassen. Alles, was uns falsch scheint, kann richtig sein unter gewissen Umständen, über die wir keine Gewalt haben und deren Sinn wir nicht verstehen … Unser Leben ist nicht von uns allein gemacht. Zum größten Teil entstand es aus uns verborgenen Quellen … Es gibt so etwas wie ein Karma.« (Jung 1946–1955, S. 46, zit. n. Wittmann 1986, S. 40)

Die Konsequenz, die sich aus dieser Einstellung ergeben müßte, finde ich sehr fragwürdig: Wenn es ›fast kriminell‹ ist, einen Suizid zu verhindern, dann müßte man auch die ›Anleitung zum Selbstmord‹ als möglichen Gegenstand einer helfenden Beziehung betrachten. Die rechtliche Lage sagt dazu anderes, denn es taucht hier viel eher die Frage auf, ab wann man sich im Sinne der ›unterlassenen Hilfeleistung‹ (§ 323c StGB) oder ›Tötung durch Unterlassung‹ (§ 212 in Verbindung mit § 13 StGB) strafbar macht. Allerdings ist hier die Rechtsprechung uneinheitlich, denn die Beihilfe zum Suizid selbst ist grundsätzlich nicht strafbar, und mittlerweile gibt es auch Urteile, die auch die anschließende von Freunden oder Professionellen unterlassene Hilfeleistung (hier besser: Nichtverhinderung des Suizids) in begründeten Fällen als nicht strafwürdig einstuften (s. Exkurs in Kap. 3.16).

Eine weitere, meiner Meinung nach sehr wichtige Grundeinstellung zum Problem Suizid ist die Offenheit für die Frage nach dem Sinn. Die meisten psychotherapeutischen Schulen enthalten sich aus Gründen der üblichen wissenschaftlichen Abstinenz in solchen Fragen einer Antwort. Zu den bekannteren Ausnahmen gehört neben der Analytischen Psychologie (C. G. Jung) die Logotherapie von Victor E. Frankl. Dieser beruft sich u. a. auch auf Jung und wirft der Freudianischen Psychoanalyse vor, sie versuche Fragen nach dem Sinn als psychopathologisch zu deuten (vgl. Frankl 1988, S. 27). Frankls Bewertung der Sinnfrage eröffnet auch der therapeutischen Arbeit neue Möglichkeiten (vgl. auch Kap. 3.11):

> »Der Mensch ist also fähig, am Sinn des Lebens zu zweifeln. In dieser Fähigkeit drückt sich aber eine der beiden spezifisch menschlichen Eigenschaften aus, nämlich die der Selbst-Transzendenz der Existenz. Analog wird nun die andere spezifisch menschliche Eigenschaft, nämlich die innere Möglichkeit der Selbst-Distanzierung, in der Fähigkeit sichtbar, über sich selbst zu lächeln. Mit anderen Worten: Kein Tier kann zweifeln, noch kann es lächeln.« (Frankl 1988, S. 27)

Eine Klientin, die sich in einer schweren Krise mit ihrem Ehemann befand, meinte beiläufig: *»Besteht denn das Leben nicht in erster Linie daraus, daß man sich immer wieder erfolgreich davon ablenkt, nach dem ›Warum‹ zu fragen?«* Sie schnitt damit ein Thema an, welches sie in ihrem bisherigen Leben lange ignoriert hatte und das sich nun in dieser Krise wohl um so heftiger aufdrängte. Sie war zwar nicht suizidal, jedoch hing ein großer Teil ihrer psychischen Probleme mit dieser ungelösten Frage zusammen, wie sich im weiteren Verlauf der Therapie herausstellte. Eine ebenfalls gängige Frage, die damit verknüpft ist, lautet: *»Kann das denn alles (gewesen) sein?«* Frankl würde sich sicher falsch verstanden fühlen, wenn man den Schluß ziehen würde, daß es gut sei, *alles* zu ertragen. Er hält sich in diesem Punkt an Friedrich Nietzsche: »Wer ein Warum hat, zu leben, erträgt fast jedes Wie« (a.a.O., S. 33). Ich sehe Frankls Ansatzpunkt darin, das Unveränderbare – wie z. B. das Älterwerden oder körperliche Leiden – leichter akzeptieren zu können, wenn ich einen übergreifenden Sinn erkenne.

Im Laufe meiner Arbeit und in vielen Diskussionen mit Kollegen habe ich zu folgenden therapeutischen Grundeinstellungen gefunden, die ich gegenüber suizidalen Patienten als besonders hilfreich erlebe. Ich stelle sie deshalb auch gerne in meinen Seminaren zur Diskussion und denke, daß sie auch für Kollegenteams, die sich mit solchen Krisensituationen befassen müssen, ein Ausgangspunkt für eine gemeinsame Reflexion sein könnte.

1. *Ich kann letztlich niemanden davon abhalten, sich das Leben zu nehmen.*
2. *Es hilft dem Patienten, wenn er merkt, daß ich meine Angst, er könnte sich umbringen, aushalten kann.*
3. *Solange jemand andere an seiner Tat Anteil nehmen läßt oder z. B. mich in sein Vorhaben einweiht, will er noch irgend etwas. Genau das berechtigt mich zur Hilfe oder zum Handeln.*
4. *Ich muß meinen Patienten nicht schon vorher darüber informieren, ob ich ihn möglicherweise hindern würde, wenn er sich irgendwann im Laufe der Therapie mit meinem Wissen gegen das Leben entscheidet und vorhat, seine Entscheidung in die Tat umzusetzen.*
5. *Ich bin mir sicher, daß ich selbst viele extreme Lebenssituationen durchstehen bzw. ertragen würde (evtl. ausgenommen sind Krankheiten im finalen Stadium).*
6. *Bei Suizidabsichten können die üblichen sinnvollen therapeutischen Regeln oder Prinzipien unsinnig werden und vorübergehende Ausnahmen gemacht werden.*
7. *Wenn ich mich überfordert fühle, werde ich umgehend Inter- oder Supervision beanspruchen oder eine stationäre Unterbringung vorschlagen bzw. einleiten.*
8. *Mit einer unfreiwilligen Einweisung hebe ich die Autonomie des Patienten auf und beende damit die therapeutische Beziehung. Diese sollte dann nur auf ausdrücklichen Wunsch des Patienten und nach ausführlicher Reflexion weitergeführt werden.*
9. *Wenn ich in Diagnostik und Interventionen nach meinem besten Wissen und Möglichkeiten gehandelt habe, und ein Patient dennoch den Tod gewählt hat, werde ich mir nochmals klarmachen, daß ich letztlich niemanden davon abhalten kann (siehe Punkt1.). Ich bin nichts schuldig, außer zu reflektieren, auf wel-*

che Hinweise ich noch zusätzlich hätte achten können. Ich werde umgehend mit den nahen Angehörigen oder nahestehenden Mitpatienten Kontakt aufnehmen (wegen deren in der Folge oft erhöhtem Suizidrisiko).

Übung zu Kap. 1.3:

Für diese Übung muß ich mich bei einer Klientin bedanken, die mir indirekt die Anregung dazu gab, indem sie mich fragte, was ich denn am Leben lieben würde. Ich konnte ihr zwar deutlich machen, daß es für sie keine Hilfe sein kann zu wissen, warum andere Menschen leben wollen und daß ich mir sicher bin, daß der einzige Weg darin besteht, selbst herauszufinden, welchen Sinn man im Leben sehen kann. Nach dieser Sitzung machte ich mir allerdings selbst eine Rubrik in meinen Kalender, in der ich alles notierte,

- was ich am Leben wertvoll, schön, beglückend, lohnend oder erfüllend finde und
- warum ich es sinnvoll finde zu leben.

Probieren Sie dies auch mal für einige Zeit und beobachten Sie, welche Veränderungen dies in Ihrem alltäglichen Leben bewirkt.

2. Diagnostik der Suizidalität

2.1 Definitionen

Bisher habe ich immer von ›Selbsttötung‹ und nie von ›Selbstmord‹ gesprochen. Ich finde den letzteren Begriff aus zwei Gründen wenig passend. Zum einen impliziert ›Selbstmord‹ den bewußten Akt; man kann einen Mord nicht unbewußt begehen. Diese Einschränkung auf das Kriterium der Bewußtheit würde die hier behandelte Problematik jedoch nicht voll treffen, da – um psychotherapeutischen Ansprüchen gerecht zu werden – auch latent vorhandene (sog. ›unbewußte‹) suizidale Tendenzen einbezogen werden sollen. Zum anderen hat der Begriff ›Mord‹ auch einen Anstrich von Illegalität. Dies finde ich um so problematischer, als es auch gar keine Selbstverständlichkeit ist, daß der Suizidversuch – wie in unserem Kulturkreis – nicht unter Strafe steht. Immerhin wurde die Bestrafung des Selbstmords erst im 18. Jahrhundert durch Friedrich den Großen, der sich – nicht nur in diesem Punkt – an den Philosophen der französischen Aufklärung orientierte, aufgehoben (vgl. Birnbacher 1990). Um den Begriff der Selbsttötung nun näher zu beleuchten, möchte ich einige Definitionen vorschlagen:

> »Selbsttötung ist eine gegen das eigene Leben gerichtete Handlung mit tödlichem Ausgang. Es ist nicht entscheidend, ob der Tod beabsichtigt wurde oder nicht.«
> (Hömmen 1989, S. 16)

Diese Definition finde ich deshalb sinnvoll, weil sie auch das Verhalten von Menschen einbezieht, die ohne offensichtlichen Grund auf die Idee kommen, mit ihrem Leben zu spielen, z. B. indem sie Wetten abschließen, wer als Geisterfahrer auf der Autobahn die meisten Ausfahrten schafft, oder wenn sie sich der Mutprobe aussetzen, wer bei einem herannahenden Zug den Kopf am längsten

auf der Schiene behält, was in jüngerer Zeit erst wieder zu einem Todesfall führte. Hier war eine Selbsttötung natürlich nicht beabsichtigt, jedoch wurde sie fahrlässig in Kauf genommen.
Im anderen Fall spricht man von Parasuizid:

> Parasuizid ist jedes autodestruktive Verhalten ohne tödlichen Ausgang. (nach Kreitman 1986)

Da hier in erster Linie Selbsttötungsversuche gemeint sind, jedoch strenggenommen auch der Konsum von Drogen oder masochistische Verhaltensweisen eingeschlossen sind, erscheint mir diese Definition sehr unpräzise. Für die weitere Auseinandersetzung mit dem Thema möchte ich deshalb auch den Begriff ›Selbsttötungsabsichten‹ definieren, der meiner Meinung nach die Problematik genauer trifft:

> Von Selbsttötungsabsichten einer Person spricht man, wenn diese Person Verhaltensweisen zeigt oder auch gedankliche Prozesse berichtet, welche Handlungen oder auch Unterlassungen darstellen bzw. solche Planungen zum Inhalt haben, die aus der Sicht der Person zwangsläufig kurz- oder auch langfristig zum Tod führen oder die eigene Gesundheit in existentieller Weise gefährden.

In dieser zugegeben etwas komplexen Definition sind sowohl die intendierten Selbsttötungsversuche und unbewußten Todessehnsüchte als auch die Selbsttötung als langfristige Konsequenz eines wiederholten selbstzerstörerischen Verhaltens (wie z.B. Drogenkonsum) enthalten. Weiterhin läßt es diese Definition zu, Selbsttötungsabsichten als Kontinuum zu begreifen, die von passiven Selbsttötungsgedanken wie *»Wenn mich jetzt ein Auto überfahren würde, wäre das auch nicht so schlimm«* bis hin zu akuter Suizidalität reichen können, wo eine stationäre Einweisung als das einzige Mittel der Wahl erscheint.

2.2 Situationen

Man kann sechs Situationen unterscheiden, in denen professionelle Helfer sich üblicherweise mit dem Problem der Diagnostik von Selbsttötungsabsichten und der Einschätzung des Risikos eines Suizids auseinandersetzen müssen:

a) Krisenintervention bei akuter Suizidalität

In diesem Fall weiß man um die Suizidalität des Klienten oder Patienten, und es geht in erster Linie um den Aufbau einer tragfähigen Beziehung sowie um die Einschätzung des Suizidrisikos. Auf dieser Grundlage können dann gezielte Maßnahmen zur Verhinderung eines Suizids eingeleitet werden (s. Kap. 3), bevor eine längere Behandlung angestrebt werden kann.

b) Suizidgedanken als Indikation zu einer psychotherapeutischen Behandlung

Meist ist hier die aktuelle Krise schon überstanden oder eine medikamentöse Überbrückung geschaffen. Stand diese Krise nun in Zusammenhang mit einer weiterhin anhaltenden schwierigen Lebenssituation oder einer depressiven Grundhaltung dem Leben gegenüber, so kann an eine längere Behandlung bzw. eine Weitervermittlung an einen Psychotherapeuten gedacht werden.

c) Suizidgedanken im Rahmen einer psychischen Krankheit

Auch hier geht es meist nicht um eine aktuelle Krise, sondern um eine psychische Problematik wie z. B. eine schon länger anhaltende und schwere depressive Störung, die vielleicht bislang nur medikamentös behandelt wurde, aber auch psychotherapeutisch zumindest im Hinblick auf bessere Coping-Strategien angegangen werden sollte.

d) Suizidgedanken während einer Psychotherapie

Auch wenn zu Beginn oder im Verlauf einer Therapie Suizidalität kein Thema war, kann es vorkommen, daß Patienten durch die therapeutisch induzierten Veränderungen oder durch zufällig auftretende kritische Lebensereignisse in eine suizidale Krise geraten. Patienten, die ihre emotionale Situation lange verleugnet haben und in der Therapie feststellen, wie eingeschränkt sie bisher gelebt haben, erniedrigen manchmal ihren Selbstwert so stark, daß sie ihr bisheriges Leben als vollkommen sinnlos betrachten, und sehen dann oft keine Möglichkeit mehr, wie sie dieses Leben sinnvoll fortsetzen können. Einen etwas anders gelagerten Fall erlebe ich manchmal in Partnertherapien, wenn sie, durch die erreichte Offenheit der Gespräche, Trennungen nach sich ziehen. In der Regel ist es nur einer der Partner, der dann mit dem Gedanken spielt, sein Leben zu beenden, weil ihm dieses mit dem Ende der Beziehung auch sinnlos zu werden scheint.

e) Hinweise auf suizidale Tendenzen z. B. während einer medizinischen Behandlung oder einer pädagogischen Maßnahme.

Oft haben psychologisch Geschulte oder auch Personen, die ganz einfach über eine große Erfahrung im Umgang mit Menschen verfügen, intuitiv das Gefühl, daß Suizidalität vorliegen könnte, ohne daß sie eine genauere Begründung dafür hätten. Das Problem liegt dann vor allem darin, nach weiteren Hinweisen zu suchen, um dieses Gefühl zu überprüfen, bevor man den Betreffenden mit seiner Vermutung konfrontiert und dann eventuell mit ihm gemeinsam Lösungen plant.
Bei allen bisher genannten Fällen spricht man von ›sekundärer Prävention‹ im Gegensatz zur ›primären‹, deren Ziel es ist, durch grundlegendere, übergreifende psychosoziale, pädagogische oder städteplanerische Maßnahmen die Suizidrate der Bevölkerung zu senken (vgl. z. B. Welz 1979).

f) Suizidalität nach einem Suizidversuch

Hier geht es nun um ›tertiäre Prävention‹, nämlich die Aufarbeitung eines durchgeführten Suizidversuchs. Eine Aufgabe, die sich meist im stationären Bereich stellt. Insbesondere ist hier die Frage zu klären, ob der Patient dieses Ziel, sich zu töten, weiterhin verfolgen wird oder auch ob sich durch die Tat nur ein kurz wirksamer ›Katharsiseffekt‹ eingestellt hat, wie er in der Literatur der ›Selbstzeugnisse‹ immer wieder beschrieben wird (vgl. Dietze 1981). Kann eine weitere aktuelle Selbstgefährdung ausgeschlossen werden, so ist in der Regel eine längere Behandlung bzw. eine Weitervermittlung an einen Psychotherapeuten indiziert. Durch verschiedene Studien ist belegt, daß mit der Behandlung in einem solchen Fall möglichst früh begonnen werden sollte, »weil zu einem späteren Zeitpunkt durch eine Verfestigung der kognitiven Strukturen (Bewertung der Handlung, Attribuierung etc.) eine adäquate Bearbeitung der Problematik möglicherweise erschwert wird«. (Schaller und Schmidtke 1988, S. 200)

2.3 Risikoabschätzung

Oft werde ich gefragt, welche Instrumente zur Erfassung von Suizidalität ich denn verwenden oder am besten finden würde. Wer keine direkten Forschungsinteressen hat, sollte sich in diesem Punkt prüfen, inwieweit sich hinter einer solchen Frage nicht das – schon oben angesprochene – Bedürfnis verbirgt, dieses Thema auf distanzierte Art zu behandeln. Falls nicht, könnte es auch ein für die therapeutische Arbeit sehr problematischer Glaube an die Objektivität solcher Instrumente sein. Bisher ist es nicht gelungen, mit Hilfe von Risikofragebögen besonders gefährdete Patienten zu identifizieren (vgl. Finzen 1988, S. 35; Kurz et al. 1988; Schmidtke & Schaller 1985). Auch wenn die durchgeführten Studien in diesem Punkt mehr Optimismus zulassen würden, wäre ich dennoch gegen einen Einsatz solcher Hilfsmittel. Einen Fragebogen zu diesem Thema – für Patienten in einer entsprechenden Lebenssituation – finde ich ganz einfach unpassend. Für Forschungsvorhaben noch akzeptabel sind Checklisten (z.B. die Skala für Selbstmordgedanken; Beck 1981), die aber nur als Leitfaden verstanden werden sollten, damit das Gespräch nicht zum Interview wird.
Wie gehe ich nun der Frage nach, ob Suizidalität vorliegt? Bevor ich mit dem Patienten ein zweites Gespräch vereinbare, bitte ich ihn, eine modifizierte Version des Fragebogens zur Lebensgeschichte (FLG; nach Lazarus 1978) sowie einen allgemeinen Problemfragebogen (eine erweiterte Form der Skala von Sander & Lück 1974) zu bearbeiten und zuzuschicken. Der letztere enthält ein Item zum Thema Selbsttötung, während beim FLG meist die Frage *»Was halten Sie für Ihre unvernünftigste Idee?«* oder die Satzergänzung *»Wenn ich mich trauen würde, spontan zu sein,*

würde ich ...« für Hinweise auf Suizidgedanken genutzt wird. Da in der Regel auch eine depressive Verstimmung zu vermuten ist, lasse ich den Patienten auch das Beck-Depressions-Inventar (BDI; Beck 1981) ausfüllen, welches ebenfalls ein differenzierteres Item zu Selbsttötungsabsichten enthält.

Wenn also der Patient im ersten Kontakt über das Thema Suizid nicht sprechen will und ich auch wirklich keine Veranlassung gesehen habe, dieses Thema anzuschneiden, hat er mindestens drei Möglichkeiten, mir schriftliche Hinweise zu geben. Diese Hinweise sind für mich jedoch noch keine Aussagen über das Risiko eines Suizids, sondern ein Zeichen, daß über dieses Thema noch gesprochen werden muß, falls noch nicht geschehen.

Es gibt Kollegen, die es in jedem Fall als Kunstfehler betrachten, wenn ein Therapeut das Thema Selbsttötungsgedanken im Erstgespräch nicht thematisiert hat. Ich denke, daß solche extremen Ansichten nur bestätigen, wie leicht es passieren kann, daß dieses Thema, auch wenn es von der Problematik her naheliegt oder der Klienten es sogar indirekt anspricht, vom Therapeuten übergangen wird.

Therapiebegleitend verwende ich einen selbstgestrickten Fragebogen zur kontinuierlichen Erfassung des Erlebens und Verhaltens (FKEEV, siehe Anhang B). Diesen Fragebogen füllen die Klienten dann vor jeder Sitzung aus, wodurch ich sehr schnell ein grobes Bild über ihre aktuelle Befindlichkeit erhalte. Auf der emotionalen Ebene enthält dieses Instrument auch das Gegensatzpaar *lebenslustig* vs. *lebensmüde*.

Ein bemerkenswertes Erlebnis hatte ich hier mit einer Klientin, die ihr Befinden auf dem Fragebogen in der elften Sitzung insgesamt sehr positiv einschätzte, dann aber auf dieser Dimension die Kennzeichnung »lebensmüde« als voll zutreffend ankreuzte. Als ich sie auf diesen Punkt ansprach, war sie auch selbst darüber verwundert. Die von mir etwas hartnäckig vertretene Vermutung *»Der Körper sagt, was wirklich ist«* ließ sie die schon lange vorhandene und tief sitzende Idee, sich umzubringen, entdecken. Sie hatte diese Hintertür immer als Notlösung für die seit ihrer Kindheit vorhandene Körperbehinderung angesehen. Da sie aber bislang ihre Behinderung als vorübergehende Krankheit betrachtet hatte, hatte sie auch diese Gedanken nie so richtig ernstgenommen. Das weitere Gespräch ergab, daß sie zur Zeit bei den neuaufgenommenen Aktivitäten und neuen Erlebnissen gleichzeitig auch stärker mit der Tatsache konfrontiert war, von wesentlichen Teilen des Lebens ausgeschlossen zu sein, und dies vielleicht die unbewußten Suizidwüsche aktiviert haben könnte.

Ein etwas allgemeinerer Ansatz, Suizidalität zu erfassen, läßt sich bei Ringel (1953) in seiner Beschreibung des ›Präsuizidalen Syndroms‹ finden. Dieses Syndrom setzt sich aus drei Komponentenbündeln zusammen:

Das Präsuizidale Syndrom:

1. Einengung der persönlichen Möglichkeiten:
   - situativ, dynamisch, zwischenmenschlich und wertspezifisch;
   - hervorgerufen durch Lebensereignisse; eigenes Fehlverhalten oder mangelnde Fähigkeiten;
   - im affektiven Erleben reduziert auf depressive Gefühle und Angst.
2. Frustration und Aggressionen gegen die eigene Person.
3. Selbstmordphantasien (vage bis konkret, aktiv herbeigeführt bis zwanghaft).

(nach Ringel 1953)

Die Informationen zu diesen drei Punkten finde ich zunächst in der Problemschilderung des Patienten selbst. Ein weiteres Kriterium stellt das Ausmaß der reizbar-dysphorischen Affekte beim Patienten dar. Modestin (1990) postuliert aus diesem Grund sogar die Unterscheidung eines ›prä-parasuizidalen Syndroms‹ (vgl. a.a.O., S. 162). Seine Untersuchung legt nahe, daß tendenziell parasuizidales Verhalten erwartet werden kann, wenn Affekte wie Irritation, Wut und Aggressivität beim Patienten besonders ausgeprägt sind. Weitere Hinweise, welche das Risiko der Umsetzung abschätzen lassen, erhalte ich, indem ich abkläre, ob der Klient zu einer der Risikogruppen gehört, die in der Literatur immer wieder genannt werden:

Risikogruppen:
1) Alle depressiven Klienten
2) Alkoholiker, Medikamenten- und Drogenabhängige
3) Alte und Vereinsamte
4) Personen, die einen Suizid ankündigen
5) Personen, die durch einen Suizidversuch auffällig geworden sind

(nach Haenel und Pöldinger 1986)

Eine weitere Hilfe können die Risikomerkmale sein, welche bei Personen zu finden sind, die erfolgreich Suizid begangen haben. Treten diese Merkmale in Kombination auf, so erhöht sich das Risiko natürlich. Alkoholprobleme z. B. sind nach Davison & Neale (vgl. 1988, S. 327) bei einem Drittel aller Suizide als Mitursache anzusehen.

Risikomerkmale:
1) Männlich
2) Männlich und 35–54 Jh. (10× höher als bei Frauen)
3) Ende einer Partnerschaft
4) Arbeitslosigkeit
5) Alleinlebend
6) Krankheit
7) Psychische Erkrankung (inkl. Alkoholismus)

(nach Kreitman 1986)

Schwierig wird es, wenn Klienten keine Äußerungen über Suizidgedanken oder frühere Selbsttötungsversuche machen. Oft ist das Vertrauen oder der Mut in der ersten Sitzung noch nicht so groß, daß sie dieses Thema ansprechen. Edwin Shneidman hat 10 relativ konkrete Signale formuliert, die auf Suizidalität hinweisen können. Bei genauerer Betrachtung lassen sich daraus Leitlinien für therapeutische Interventionen erschließen, was ich im folgenden zeigen möchte:

Zehn Signale für Selbsttötungsabsichten (Shneidman 1988) und daraus abgeleitete therapeutische Konsequenzen:

1 ›Unerträgliche psychische Schmerzen‹

Lebenssituationen, in denen der psychische Druck oder auch physische Schmerzen so stark sind, daß der Klient nur noch an eine schnelle Beendigung der Situation denken kann. Therapeutisches Ziel muß also die möglichst schnelle Verminderung dieser Belastungen sein. Ist dies auch langfristig nicht möglich, wie zum Beispiel bei physischen Schmerzen mancher terminalen Erkrankungen, so kann diese Situation auch Fragen des humanen Sterbens aufwerfen, auf die ich schon oben kurz eingegangen bin (s. Kap. 1.1).

2 › Frustrierte psychologische Bedürfnisse‹

Ein Mangel an Sicherheit, Vertrauen, Liebe, Freundschaft, Erfolg oder anderen Essentialien, die unser Innenleben stark bestimmen, ist bei jedem Suizidalen zu finden. »Wo schmerzt es Dich?« ist nach Shneidman die beste Frage an diesem Punkt. In den Antworten geht es oft um den Verlust eines hohen Wertes (Beruf, Existenzgrundlage, Partnerschaft etc.), was in die Therapieplanung einbezogen werden muß.

3 ›Die Suche nach einer Lösung‹

Dabei erscheint der Suizid neben anderen Fluchtmöglichkeiten wie Auswandern oder Umziehen als einzig möglicher Ausweg aus der unerträglichen Situation. Diese Suche kann später therapeutisch durch ein Problemlösetraining (D'Zurilla & Goldfried 1971) aufgegriffen werden.

4 ›Der Versuch, das Bewußtsein zum Schweigen zu bringen‹

Dieser Wunsch nach einem Ende von Erleben und Denken kann sich z. B. auch nur in dem Hören lauter Musik, extremen Schlafbedürfnissen oder dem Konsum von Drogen inkl. Alkohol und Psychopharmaka äußern. Eine konfrontierende Haltung zu gegebener Zeit kann dem Klienten zeigen, daß dieses Verhalten seine Probleme nicht löst, sondern eher noch vergrößert.

5 ›Hilf- und Hoffnungslosigkeit‹

Dieses Gefühl, welches den anderen Gefühlen wie Schuld, Verletztheit oder Trauer zugrunde liegt, muß als als eigentlicher Auslöser für einen Suizid gewertet werden. Es ist nach der ›Theorie der gelernten Hilflosigkeit‹ (Abramson, Seligman & Teasdale 1978) begleitet von einer gegen Null gehenden Kontrollerwartung, und ist erzeugt durch ungünstige Attribuierungsgewohnheiten (vgl. Dorrmann & Hinsch 1981). Therapeutisch können diese Denkmuster durch Methoden der kognitiven Umstrukturierung (Reattribution) angegangen werden (Meichenbaum 1977, Dorrmann 1987b).

6 ›Einengung der Optionen‹

Wie depressive Patienten tendieren Suizidale zu einem Alles-oder-nichts-Denken. Es gibt meist nur zwei Alternativen (z. B. ›*Die oder keine!*‹), was auch bedeuten kann: die totale Lösung oder Suizid. D.h.: der Patient muß angeleitet werden, die vielen Alternativen, aber auch Zwischenlösungen oder Kompromisse zu sehen.

7 ›Ambivalenz‹

Aus dieser Ambivalenz ergibt sich zunächst meist eine Unentschlossenheit zum Handeln. Sie zeigt sich auch in dem häufig anzutreffenden inneren Konflikt »Hilf mir, aber ich bin es eigentlich gar nicht wert!« Dies drücken Klienten natürlich nicht direkt aus, sondern sie sagen z. B.: *»Ich möchte aber nicht, daß Sie jetzt nur wegen mir länger da bleiben.«* Die Ambivalenz bezieht sich auch auf das Leben und den Tod selbst, was sich in appellativen Suizidhandlungen niederschlagen kann. Der Klient kann spätestens dann darauf aufmerksam gemacht werden, daß es einen Teil seiner Person gibt, der wohl eher dafür ist, zu leben. (s. auch Kap. 3.9).

8 ›Die Mitteilung der Absicht‹

Sie kann manchmal sehr indirekt geschehen, und zwar verbal (s. Kasten S. 36) oder im Verhalten, z. B. indem jemand wertvolle Dinge verschenkt, in auffälliger Weise seine Angelegenheiten regelt, medizinische Behandlungen (sinnvolle! Bestrahlungen und Chemotherapie etc.) vermeidet oder abbricht. Diesen Hinweisen und natürlich auch sehr deutlichen, demonstrativen Suiziddrohungen muß nachgegangen werden, da der Betroffene in der Regel dadurch auf seine scheinbar aussichtslose Situation aufmerksam machen will.

9 ›Abschied‹

Patienten sehen den Suizid vor allen Dingen als Abschied und verkennen, daß dieser nicht mit einer Kündigung oder einem Ortswechsel vergleichbar ist. Ihnen muß deutlich gesagt werden, daß sie einen endgültigen Abschied vorhaben, *»eine endgültige Lösung für ein vorübergehendes Problem«* (s. Kap. 3.5).

10 ›Problemlösungs-Muster im bisherigen Leben‹

Oft lassen sich in der Lebensgeschichte der Patienten Problembewältigungen finden, die als Fluchtverhalten einzustufen sind (z. B. einige Tage nicht nach Hause kommen, von der Arbeitsstelle fernbleiben, bis die Kündigung erfolgt, u. ä.). Der Patient soll im Laufe der Gespräche erkennen, daß dies ein vorschnelles Aufgeben ist.

Zusätzliche konkrete Hinweise, die in der Literatur wohl aus Gründen der Stichprobenauswahl nicht auftauchen, aber meiner Meinung nach nicht übergangen werden sollten, da sie zumindest zum Teil in ihrer Bedeutung zunehmen werden, sind:

- drohende Kriminalisierung,
- Kriegs-, Foltererfahrungen,
- rassische, religiöse, politische Verfolgung (Asylsuchende),
- HIV-Infektion,
- Erlebnisse sexueller Übergriffe oder sexueller Gewalt.

Alle diese Hinweise ergeben sich aus der vielleicht schon vorhandenen Anamnese, aus den ersten Gesprächen oder den eingesetzten Fragebogen. Falls ich von Kollegen, die sich von der Schweigepflicht entbinden ließen, Hinweise auf eine mögliche Suizidalität erhalten habe, kann ich den Patienten direkt darauf ansprechen. Zusätzlich sollte natürlich auch die eigene Sensibilität für indirekte Äußerungen und versteckte Hinweise des Klienten geschult werden. Die folgenden Klientenäußerungen haben mich bzw. würden mich aufmerksam werden lassen:

Indirekte Äußerungen und versteckte Hinweise auf Selbsttötungsabsichten:

»Ich falle jedem zur Last« – »Ich mache das nicht mehr mit« – »Meine Lage wird sich nie bessern« – »Ich möchte, daß das alles aufhört« – »Ich schaffe das nicht mehr« – »Manchmal habe ich Gedanken, das ist eine richtige Sünde« – »Wenn ich mal nicht mehr (da) bin ...« – »Die werden schon noch sehen ...« – »Die am Friedhof sind manchmal zu beneiden« – »Mein ganzes Leben ist sinnlos gewesen« – »Manchmal möchte ich nur noch schlafen« – »Vielleicht sehen wir uns nicht mehr ...« – »Ich danke für Ihr Bemühen und die Geduld, Sie haben wirklich alles versucht« – »Leben Sie wohl« (statt »Auf Wiedersehen«) – »Man kann sich doch auch nicht so einfach davonstehlen« – »Ich hasse dieses Leben« – »Wenn ich meinen Glauben nicht hätte, hätte ich schon längst aufgegeben« – »... dann ist es schon zu spät.« – »Es gibt auch noch einen anderen Weg« – »Ich will einfach Ruhe haben, nichts mehr hören und sehen«.

Niemand wird ernsthaft erwarten, daß es Kriterien gibt, die es möglich machen, die Frage nach dem Vorhandensein eines Suizidrisikos eindeutig mit ›ja‹ oder ›nein‹ festzulegen. Selbsttötungsabsichten sind als Kontinuum zu verstehen (vgl. Beck 1981, S. 261), welches von ›gar nicht vorhanden‹ über ›latent zu vermuten‹ bis hin zu ›Entscheidungsprozeß und Vorbereitungen zum Suizid sind abgeschlossen‹ geht. Alle angeführten Kriterien helfen nur, die *subjektive Einschätzung* der Höhe des Suizidrisikos zu verbessern. Die folgende Liste stellt eine Sammlung der Kriterien dar, die ich für besonders beachtenswert halte:

Kriterien für die Einschätzung der Höhe des Suizidrisikos:

Erhöhtes Risiko kann angenommen werden,

- wenn die bisherigen Suizidversuche eine Tendenz zu immer härteren Methoden aufweisen,
- wenn Selbsttötungsabsichten nur gegenüber Dritten (z. B. nur dem Therapeuten und nicht dem Partner gegenüber) geäußert werden.
- wenn schon 1–2 mißlungene Suizidversuche in Verbindung mit offener Feindseligkeit und provozierendem Verhalten vorliegen.
- wenn der Patient mehr Gründe nennt, die fürs Sterben als fürs Leben sprechen (siehe Kap. 3.2 ›Pro-und-Contra-Liste‹).
- wenn die Suizidgedanken länger andauern (über mehrere Minuten hinweg) und täglich oder sogar häufiger auftreten.
- wenn eine depressive Phase begonnen hat oder im Abklingen ist.
- wenn der Patient starke Schuldgefühle berichtet.
- wenn keine Hindernisse wie religiöse Einstellungen oder zu versorgende Kinder vorhanden sind.
- wenn die Methoden gut durchdacht (z. B. Wissen über letale Dosierungen von Drogen o. ä.) und auch verfügbar sind.
- wenn der Patient im Besitz einer sogenannten ›Anleitung zum Selbstmord‹ (z. B. Guillon und Bonniec 1982) ist.

- wenn die Fähigkeit und der Mut zur Durchführung angenommen werden können.
- wenn Vorbereitungen getroffen sind (z.B. Tabletten oder Rezepte gesammelt, Abschiedsbrief geschrieben, Testament erstellt etc.).
- wenn eine geringe Wahrscheinlichkeit besteht, daß Sozialpartner einschreiten könnten.
- wenn der Patient seine Überlegungen sehr gelassen schildert und seine Argumente einen rationalen Entscheidungsprozeß vermuten lassen.
- wenn nach anfänglich ernst zu nehmenden Suiziddrohungen eine ungewöhnliche Ruhe entsteht.

Ein geringeres Risiko kann vermutet werden,
- wenn manipulative Absichten (Rachegedanken, jemandem Angst machen) im Vordergrund stehen und gleichzeitig eine ambivalente Einstellung zum Tod erkenntlich ist.
- wenn das soziale Umfeld des Patienten intakt ist – wobei auf sogenannte ›innere Einsamkeit‹ zu achten ist (Hat der Pat. wirklich Freunde?).

Ob man sich so differenziert, wie in diesem Kriterienkatalog vorgeschlagen, über die gewählten Methoden zur Selbsttötung unterhalten sollte, darüber gehen die Meinungen bei den Therapeuten oft auseinander. Auch wenn man sich darin einig ist, daß Selbsttötungsabsichten immer ernst genommen werden müssen und nicht übergangen werden dürfen, so meinen einige, daß ein solches Gespräch die Gefahr eines Suizids erhöhen könnte, weil es die Schwelle zum Suizid herabsetzen würde oder noch mehr Ideen für die Durchführung entstehen ließe. Daß die Gefahr besteht, den Klienten durch entsprechende Fragen erst auf die Idee zu bringen, ist ein Mythos, welcher eher die eigenen Hemmungen in bezug auf dieses Thema verdecken soll (vgl. Kap. 1.1). *Sofortiges* Sprechen darüber erleichtert den Klienten und hilft ihm, diese Gedanken objektiver zu sehen. Dadurch erhält der Therapeut auch wichtige Informationen bezüglich Motivation und Indikation. Außerdem habe ich die Erfahrung gemacht, daß gerade ein sehr detailliertes Besprechen aller Eventualitäten eher abschreckend wirkt (vgl. Kap. 3.5).

Für Patienten, die sich in stationärer Behandlung befinden, hat Asmus Finzen fünf Faktoren zusammengestellt, die auf ein hohes Suizidrisiko hindeuten:

- Vorangegangene Suizidversuche
- Depressiv-schizophrene Psychose
- Mehrere Aufnahmen innerhalb von kurzer Zeit, insbesondere bei der Wiederaufnahme innerhalb von weniger als drei Monaten
- Fehlende subjektive oder objektive Lebensperspektive im sozialen und persönlichen Bereich (»hopelessness«)
- Anstehende besondere Belastungen und (oder) lebensverändernde Ereignisse

(Finzen 1988, S. 207)

In der ambulanten Behandlung werden oft latent vorhandene Selbsttötungsabsichten übersehen. Diese Patienten oder Klienten klagen nämlich auch selten über depressive Verstimmungen, sondern suchen wegen anderer Probleme Hilfe (vgl. Farberow 1980). Die suizidalen Absichten sind ihnen selbst auch nicht bewußt. Hinweise darauf lassen sich unter anderem aus folgenden Verhaltensweisen erkennen:

Hinweise auf latent vorhandene Selbsttötungsabsichten:

- Rücksichtsloses Autofahren
- Trunkenheit am Steuer
- Riskante Flugmanöver (z. B. bei Hobbypiloten)
- Anfangen von Hobbies mit hohen Risiken (Bergsteigen, Tauchen, Drachenfliegen etc.)
- Häufige Unfälle in der neueren Lebensgeschichte
- Berichte von lebensgefährlichen Erlebnissen ohne angemessene emotionale Beteiligung
- Diabetiker ohne Selbstdisziplin
- Häufig wechselnde Geschlechtspartner ohne Berücksichtigung von Safer-Sex-Praktiken
- Verzicht auf Gegenmaßnahmen bei Hypertonie
- Exzessiver Konsum von Drogen (auch Nikotin und Alkohol)

Solche Hinweise kommen entweder vom Klienten selbst, oder ich stelle geeignete Fragen, die mir über solche Verhaltenstendenzen Aufschluß geben. *»Wenn Sie sagen, Sie gehen in der letzten Zeit häufiger sexuelle Beziehungen ein, wie schützen Sie sich dabei vor einer möglichen HIV-Infektion?«* Die Fragen sollen den Klienten auch schon darauf aufmerksam machen, wie risikobereit er mit seinem Leben umgeht. Ich frage in einem solchen Zusammenhang dann auch, ob jemand in letzter Zeit gefährliche Situationen im Straßenverkehr erlebte oder wie sein Umgang mit Gefahrenquellen im Haushalt (Strom, Leitern, Chemikalien etc.) ist.

Die Zahl der Todesfälle durch Unfälle im Haushalt liegt übrigens erstaunlich hoch (2019: 12436). Der größte Teil davon, nämlich ca. 90%, sind tödliche Unfälle durch Sturz. Da man davon ausgeht, dass sich in diesen Gruppen, wie auch bei den Verkehrstoten (2019: 3161) und Drogentoten (2019: 1398*) eine nicht unerhebliche Dunkelziffer von bewusst vollzogenen Suizidhandlungen verbirgt, muss man hinter diesen Zahlen auch einen Teil von zuvor latent suizidalen Personen vermuten. Die Zahl der jährlichen Suizide dürfte also mit Sicherheit höher liegen als die Zahl der offiziell als Suizide registrierten Todesfälle. Im Jahr 1977 hatte der Suizid in Deutschland (inkl. neue Bundesländer) mit 19729 Fällen den höchsten Wert nach dem Zweiten Weltkrieg. Diese Zahl halbierte sich bis zum Jahr 2007 und erreichte mit 9402 Suiziden einen Tiefpunkt (7009 Männer und 2393 Frauen* vgl. Wedler 1993). In den letzten 20 Jahren bewegten sich die Suizidzahlen um den Wert von 10000 Todesfällen. Im Jahr 2019 wurde in Deutschland ein erneuter Tiefststand von 9041 Suiziden gemeldet, davon waren 76% (6842) Männer und 24% (2199) Frauen. Statistische Erhebungen über Suizidversuche werden in Deutschland nicht durchgeführt, weshalb man hier auf Schätzungen, man geht von ca. 100000 pro Jahr aus, angewiesen ist.

Manche der oben aufgezählten Punkte dürften ohne Erklärung etwas merkwürdig klingen. Die fachliche Diskussion über Freizeitrisikoverhalten als suizidales Phänomen wurde von Klaus Böhme auf dem 16. Internationalen Suizidkongress 1991 in Hamburg eingeleitet und wird nach wie vor kontrovers geführt (vgl. Steinert 1993). So bin ich natürlich auch nicht der Meinung, daß die ange-

* Soweit nicht anders angegeben, stammen alle Zahlen vom Statistischen Bundesamt Wiesbaden.

sprochenen Hobbys nur von Lebensmüden betrieben werden, aber wenn sich depressive Klienten in Verbindung mit ›Maßnahmen zur Erhöhung des Aktivitätsniveaus‹ Sportarten aussuchen, bei denen schon kleine Fehler zwangsläufig den eigenen Tod zur Folge haben, spreche ich auch mögliche Todeswünsche an.

Ein Klient, beruflich sehr erfolgreich, die Ehe kinderlos, entschied sich für Paragliding und meinte so nebenbei, daß er ja keine Kinder habe und deshalb nicht so sehr auf sein Leben achten müsse wie vielleicht andere. Als ich ihn fragte, ob es andere Personen gibt, für die er wichtig sein könnte, wußte er gar nicht, was er sagen sollte, und schien sehr betroffen zu sein. Ich gab ihm dann die Aufgabe, bis zur nächsten Sitzung zu überlegen, welche Menschen aus seinem Bekanntenkreis da in Frage kämen. Er fand wohl einige Personen, natürlich war auch seine Frau dabei, aber ihm fiel auf, daß er keinen ›richtigen Freund‹ hatte, der ihn vermissen würde. Da er die Gefühle seiner Frau ihm gegenüber ebenfalls nicht sehr positiv einschätzte, wurde ihm klar, daß er im Grunde leicht ersetzbar wäre. Dies führte ihn zwar wieder zu eher depressiven Gefühlen, mit dem Unterschied allerdings, daß er nun wußte, ›was ihm fehlte‹; er konnte nun anfangen, sich darum zu bemühen.

Von Seminarteilnehmern wird öfter der Einwand gebracht, man könne diese Aktivitäten doch auch im Sinne des ›sensation-seeking‹ interpretieren und deshalb vielleicht sogar eine gestiegene Lust am Leben annehmen. Dies trifft durchaus öfters zu, aber wissen kann ich das erst, wenn ich nachgefragt habe.

Andererseits gibt es manchmal eindeutige Fälle, wie den des 29jährigen Klienten, der die Trennung von seiner Lebensgefährtin nicht überwinden konnte. Er erzählte mir, belustigt über sich selbst, er habe sein Auto zu Schrott gefahren, weil er mit einem Zug, dessen Geleise neben der Straße verliefen, um die Wette gefahren sei. Auch wenn die vermuteten Motive stimmen sollten, ist es aufgrund der dazu diskrepanten Emotionen nicht ratsam, sofort die Suizidhypothese anzubieten. Ich versuchte deshalb zunächst, mir weitere Bestätigungen für meine Vermutung zu holen. So konnte ich erfahren, daß er bei der Fahrt *»zum Glück angegurtet«* gewesen sei. Er habe dies nämlich in letzter Zeit kaum mehr gemacht, weil ihn dies so eingeengt hätte. Als ihm dann selbst noch auffiel, daß er des öfteren ganz kurz vor der Rotphase über die

Kreuzung gefahren sei, was ihm früher selten passiert sei, wurde ihm selbst seine Unlust am Leben sehr deutlich.
Gelingt es mir nicht, beim Klienten diese Einsicht in seine latent vorhandenen oder unbewußten Motive zu vermitteln, dann mache ich ihm den Vorschlag, sich in den nächsten Wochen zu beobachten, wie oft er in lebensbedrohliche Situationen gerät. Manchmal können allzu extreme Erlebnisse dieser Art, ebenso wie ein bewußt ausgeführter Suizidversuch selbst, den Punkt der Umkehr darstellen.
Psychologische Psychotherapeuten sollten bei der Abschätzung der Suizidalität auch einen Arzt hinzuziehen, da bestimmte *organische Krankheiten* wie z. B. Diabetes (Hypoglykämie), Schilddrüsenunterfunktion oder Lungenentzündungen einen erheblichen Einfluß auf die Stimmungslage haben können. Zudem ist es für den Patienten leichter, auf einen solchen Kontakt zurückzugreifen, wenn eine *medikamentöse Brücke* notwendig werden sollte.

Übung zu Kapitel 2:

Übungspartner – (Patientenrolle)		stellt einen realen Patienten aus seinem Arbeitsfeld dar, der nur indirekte Äußerungen über seine Suizidabsichten macht (vgl. S. 40)
Therapeut	(1)	geht durch konkrete, direkte Fragen oder das Äußern seiner Vermutungen auf die Selbsttötungsabsichten des Patienten ein und verwendet dabei eine klare Sprache
	(2)	fragt nach Planungen und Vorbereitungen, Verfügbarkeit der Mittel
	(3)	macht sich ein Bild vom aktuellen Risiko
Beobachter	(1)	notiert schwierige Gesprächspassagen
(Supervisor)	(2)	überlegt sich alternative Fragen/Interventionen
	(3)	macht Vorschläge, wenn der Therapeut um Hilfe bittet

Besprechen Sie danach unter Verwendung der Rückmeldung durch Ihren Gesprächsbeobachter (Supervisor), wie hoch Sie das Suizidrisiko dieses dargestellten Patienten einschätzen würden, welche Informationen Ihnen noch fehlen, um eine noch genauere Einschätzung leisten zu können, wie der Rapport geglückt ist und ob Sie evtl. wichtige Hinweise übersehen haben.

3. Strategien und Techniken im Umgang mit Selbsttötungsabsichten

Im folgenden werden verschiedene Techniken und Strategien dargestellt, die zum Teil miteinander zusammenhängen und auch oft nicht unabhängig voneinander anzuwenden sind. Die hier erfolgte Trennung ist also künstlich und soll nur der besseren Vermittelbarkeit dienen. Ebenso kann diese Darstellung, im Gegensatz zu Demonstrationen in einem Seminar, nur eine lineare bleiben. Wie sich das Vorgehen gleichzeitig auf verbaler und nonverbaler Ebene darstellt, bleibt dabei unberücksichtigt. Das heißt: Viele der vielleicht auf dem Papier merkwürdig anmutenden Interventionen sind real oder auf Video, wo sie auch im Kontext beurteilt werden können, eher verstehbar. Manche Vorschläge wirken vielleicht sehr unkonventionell oder sind es auch. Mit einigen meiner Klienten pflege ich z. B. auch das ›Du‹, wenn ich diese vorher in einem anderen Konnex kennengelernt habe.

Dies alles kann für manchen ungewohnt oder sogar fremd wirken. Wer also an bestimmten Punkten merkt, wie er sich als Therapeut distanziert, sollte dann vielleicht nicht gleich aufgeben. Häufig lassen sich Möglichkeiten finden, die betreffende Intervention so zu modifizieren, daß sie in den eigenen therapeutischen Stil integriert werden kann. Allerdings sollte man Interventionen, die sehr eng mit einer ganzen Ausbildungsrichtung verknüpft sind (z. B. die psychoanalytischen oder manche der systemischen Interventionen), nur dann anwenden, wenn man auch Grundlagen dieser entsprechenden therapeutischen Denkungsart erworben hat.

Eine Übersicht, wie diese Interventionen bzw. auch die einzelnen Kapitel aufeinander bezogen sind, gibt das Prozeßmodell, welches im Anhang A zu finden ist. Es soll die verschiedenen Stationen und Entscheidungsmöglichkeiten, ausgehend von einem Verdacht auf Selbsttötungsabsichten bis hin zur notwendigen stationären Einweisung, darstellen.

3.1 Rapport bekommen

Die Fähigkeit, eine tragfähige oder vertrauensvolle Beziehung zum Klienten schaffen zu können, wird in allen Therapieschulen als grundlegend angesehen, wenn auch die Konzepte und entsprechend auch die Fachtermini dafür unterschiedlich sind. So sprechen zum Beispiel Analytiker vom ›Arbeitsbündnis‹ und von ›Übertragung‹, Gesprächstherapeuten von ›Empathie‹, Familientherapeuten dagegen von ›joining‹, ›accomodation‹ oder ›Koppelung‹.

Meine ursprünglich stark verhaltenstherapeutisch orientierte Arbeit erfuhr mit einer Ausbildung in Hypnotherapie eine wesentliche Bereicherung durch die von Milton Erickson entwickelten Möglichkeiten, ›Rapport‹ zum Klienten zu bekommen. Anhänger des Neurolinguistischen Programmierens sprechen hier von ›Pacing‹, was dasselbe meint. Ich finde, daß in diesem Konzept gerade für das vorliegende Problem gute Möglichkeiten enthalten sind.

Ich habe mich dabei bemüht, vor allem Beispiele auszuwählen, wie sie mit suizidalen oder depressiven Klienten in ähnlicher Weise immer wieder auftreten, damit auch diejenigen, die mit diesem Ansatz schon vertraut sind, das Folgende auch mit Gewinn lesen können.

Die inzwischen wohl bekannteste Strategie dieses Ansatzes ist die Möglichkeit des Rapportschaffens durch das Angleichen der Sprache an die *Repräsentationssysteme* des Klienten. Das bedeutet, daß man als Therapeut darauf achtet, inwieweit der Klient dazu neigt, ein bestimmtes Repräsentationssystem in seinem Sprachgebrauch zu bevorzugen, und sich dann in den eigenen Formulierungen darauf einstellt (siehe Tabelle nächste Seite).

Genauso kann ich mich an den *Sprachstil* angleichen. Je nachdem, ob der Klient schnell oder langsam, gewählt oder spontan, flüssig oder abgehackt, monoton oder melodisch spricht, versuche ich nach meinen vorhandenen Möglichkeiten, den Dialog in entsprechender Weise aufzunehmen. Im Extremfall spiegele ich auch das Schweigen eines Klienten durch Mitschweigen. Wenn ich dann nach einer Weile seine zusammengesunkene Körperhaltung anspreche, sage ich manchmal einfach nur *»Es ist schwer«*. Wenn ich dann weiterschweige, erhalte ich zwar nicht immer ein *»Ja«*, aber oft ein Kopfnicken, einen Blick oder eine emotionale Reaktion, die mir zeigt, daß meine Äußerung angekommen ist.

Repräsentations-system	*Klientenäußerungen*	*Angepaßte Therapeuten-formulierungen*
visuell:	»Ich *sehe* keinen Sinn mehr«	– »Sie *betrachten* das als …«
auditiv:	»Ich will einfach nur *Ruhe*«	– »Das *klingt*, als ob Sie …«
kinästhetisch:	»Es ist *unerträglich*«	– »Sie sind da wohl wirklich in einer *schwierigen* Lage«
	»Mich *zieht* das Wasser richtig an«	– »Wann/Wo *spüren* Sie dieses Ziehen?«
olfaktorisch/ gustativ	»Mir *stinkt* dieses Scheißleben einfach«	– »Es kann sein, daß einiges, was ich Ihnen jetzt sagen muß, nicht so ganz nach Ihrem *Geschmack* ist, aber …«

Wenn ich neben den Gesprächsinhalten gleichzeitig das *nonverbale Verhalten* des Klienten beachten kann, dann versuche ich auch, seine Körperhaltung zu spiegeln, indem ich mich ähnlich hinsetze wie er und auch meinen *Atemrhythmus* sowie den Rhythmus meiner *Körperbewegungen* angleiche. Zusätzlich achte ich darauf, daß ich seinem *Muskeltonus* mit einer ähnlich angespannten Haltung entspreche, so wie ich seiner *Mimik*, dem in der Regel traurigen oder leeren Gesichtsausdruck, mit ernsten Blicken begegne. Dieses Prinzip des nonverbalen Spiegelns sollte nicht zwanghaft praktiziert werden. Zum Beispiel ist es durchaus möglich, über Kreuz zu spiegeln, indem man durch Unruhe in den Händen sich der Unruhe des Klienten in den Füßen angleicht oder mit dem Sprechrhythmus den Atemrhythmus des Klienten spiegelt, wie das zu Beginn von Tranceinduktionen gerne verwandt wird.

Ich verwende diese Methode der Beziehungsgestaltung in der Regel nicht bewußt. Für mich ist das Wissen um diese nonverbale Interaktion eine zusätzliche Möglichkeit, mich selbst darin zu überprüfen, wie nahe ich dem Klienten eigentlich bin. Ich beobachte mich hin und wieder in meiner Körperhaltung, und wenn ich dann erhebliche Diskrepanzen zum Klienten feststelle, überlege ich, was mich bisher gehindert haben könnte, meine Haltung anzugleichen. Dabei komme ich allerdings nicht immer auf Erklärungen wie einseitiges Engagement meinerseits oder mangelndes Vertrauen des Klienten. So hatte ich zum Beispiel eine Klientin, die von der ersten Sitzung an um 90 Grad von mir abgewandt war und dann auch meist zum Fenster schaute, während meine Haltung zurückgelehnt war. Da mich dies irgendwann erheblich verunsicherte, fragte ich sie, was das bedeuten könnte. Die Erklärung war einfach: Sie hatte einseitig rheumatische Beschwerden, weshalb sie sich mit einem Arm immer auf der Lehne des Sessels aufstützen mußte. Ein Spiegeln dieser Haltung wäre in diesem Fall also wohl fehl am Platz gewesen.

Die dritte Möglichkeit der therapeutischen Koppelung besteht in der *inhaltlichen Angleichung* der Aussagen, z. B. an das *persönliche Weltbild* des Klienten. Wie man die Lebensphilosophie des Klienten für Interventionen nutzen kann, werde ich noch in einem eigenen Kapitel aufzeigen (s. Kap. 3.11). An dieser Stelle geht es zunächst darum, dem Klienten zu zeigen, daß man für seine Weltanschauung oder Religion offen ist und sie auch respektiert. Meist sind mit seinem Weltbild irgendwelche Regeln für soziale Strukturen verbunden, die Aufschluß über die Gestaltung der Beziehungen des Klienten geben können.

Eine weitere inhaltliche Angleichung kann sich auf die *persönlichen Überzeugungen,* die der Klient mitbringt, beziehen. So sollte Grundlage der therapeutischen Arbeit mit Suizidgefährdeten immer auch der *Respekt vor einer Entscheidung gegen das Leben* sein. Ich vermittle dies dem Patienten, indem ich ihm sage, daß ich es durchaus für möglich halte (nicht, daß ich dies auch für mich in Betracht ziehen könnte!), daß jemand keine andere Möglichkeit sieht, als sich umzubringen, oder *nach reiflicher Überlegung* dies als den besseren Weg erkennt. Oft spreche ich auch den daraus zu erschließenden Mut des Patienten an. Indem ich Respekt und Anerkennung zeige, sage ich natürlich nicht unbedingt, daß ich bei einem solchen Vorhaben tatenlos zusehen oder es sogar unterstützen würde. In einem solchen Fall bin ich dann nicht mehr als Therapeut gefragt, sondern als Mitmensch (näheres dazu in Kap. 3.16). Manchmal gehe ich mit meiner Anerkennung auch so weit, daß Klienten dies sogar als Kompliment auffassen können:

> *»Sie zeigen da sehr viel Bescheidenheit, wenn Sie auf Ihr Leben verzichten und dafür Ihrem Mann die Möglichkeit geben, mit seiner neuen Freundin wirklich ohne Einschränkung das Leben leben zu können, das er sich wünscht. Ich glaube wirklich, daß Sie Ihren Mann lieben müssen, sonst würden Sie dies nicht tun.«*

Diesen Weg der Beziehungsgestaltung habe ich in ähnlicher Form bei den Familientherapeuten der Mailänder Schule als *›positive Konnotation‹* kennengelernt. Sie beglückwünschen oft die Familien oder den Indexpatienten zu dem Symptom und sagen mit mehreren plausiblen Begründungen, daß dies ja eigentlich die beste Lösung für alle Beteiligten sei. Von der Strategie her entspricht dieses Vorgehen jedoch einer paradoxen Intervention, die aus verständlichen Gründen bei Suizid nicht eingesetzt werden sollte. Ein paradoxes Vorgehen erzeugt eher eine Provokation zum Handeln, während eine solche ›positive Konnotation‹ (positive Bedeutungsgebung) wie oben vom Klienten als Kompliment – mit der damit verbundenen Wertschätzung der ganzen Person – aufgefaßt wird.
Kommt ein Klient mit der Überzeugung, daß die Lage entsetzlich ist, so stimme ich dieser Ansicht in der Regel zu. Ich zeige auch meine Betroffenheit, wenn es schwere Schicksalsschläge waren, die seine Entscheidung gefördert haben. Ich habe die Erfahrung gemacht, daß ich mit diesem Verhalten für den Patienten oft der erste bin, der nicht gleich versucht zu relativieren. Bisher hat sich auch jeder Klient dadurch ernstgenommen gefühlt. Wenn ich meine Betroffenheit zeige, betone ich aber gleichzeitig auch meine Handlungsfähigkeit. So berührt es mich immer sehr, wenn Mütter ihre Kinder durch Krankheit oder Unfall verloren haben, und ich sage dann:

»Sie mußten in den letzten Monaten wirklich sehr viel Schmerzhaftes erleben, und ich kann mir vorstellen, daß Sie unter dieser Belastung oft nicht einmal zum Weinen Zeit gefunden haben. Es ist gut, wenn Sie sich das jetzt erlauben und diesem inneren Druck nachgeben.«

Damit mache ich deutlich, daß ich es ertragen kann, wenn sie in meiner Gegenwart weint. Und wenn ich hinzufüge »... vielleicht kann niemand so viele Tränen weinen, um den Schmerz auszudrücken, den Sie in Ihrem Inneren heute immer noch empfinden«, zeige ich, daß ich diesen tiefen Schmerz verstehe, wenn ich ihn auch nicht gleichzeitig nachempfinden muß.

Die meisten Klienten bringen auch bestimmte Überzeugungen darüber mit, was Therapie sein soll. So ist es eine sehr verbreitete Ansicht, daß man in einer Therapie offen über alles reden kann. Dieser Ansicht komme ich entgegen, indem ich mit eindeutigen, konkreten Begriffen über das Thema Suizid rede und auch manche verschwommenen Aussagen des Klienten in eine klare Sprache übersetze. Eine meiner Klientinnen meinte: *»Wissen Sie, und manchmal denk' ich sogar Sachen, daß man denken könnt', das ist eine Sünde.«* Da mir aus dem Kontext des Gesprächs Suizidgedanken am naheliegendsten schienen, sagte ich: *»Ich kann mir jetzt grad nichts anderes vorstellen, als daß Sie manchmal den Gedanken haben, sich umzubringen.«* Sie bejahte dies erstaunt und erleichtert zugleich. Wenn ich in solchen Fällen mit meiner Vermutung danebenliege, sage ich, daß ich in diesem Punkt eben ganz vorsichtig sein oder nichts übersehen möchte und deshalb vielleicht diesen Gedanken sehr schnell habe. Meist aber sind diese Bemerkungen der Kristallisationspunkt für ein sehr offenes Gespräch über das Thema Selbsttötung. Eine andere Klientin sagte mir, es sei das erste Mal, daß sie so ausführlich über ihre Ideen reden könne. Bei ihren Freunden habe sie nur Angst ausgelöst, und in der Klinik habe man ihr gesagt, daß sie das Geschehene am besten schnell vergessen solle.

Auch wenn Patienten sich als Opfer der Umstände begreifen oder zum Beispiel meinen, ein Therapeut müsse immer freundlich sein, so gleiche ich mich in meinem verbalen und nonverbalen Verhalten zumindest im ersten Kontakt dieser Ansicht an. Das hindert mich nicht, später dann z. B. darüber zu sprechen, wer mehr Handlungsmöglichkeiten hat: derjenige, der nicht merkt, daß er Opfer ist, oder derjenige, der es erkannt hat. Manchmal kündige ich in dieser von Freundlichkeit geprägten Beziehungsphase auch schon ›Feindlichkeiten‹ an, um gleich zu versichern, daß diese nur ein Zeichen dafür sind, daß es wahrscheinlich um einen anstren-

genden und nicht immer einfachen Weg gehen wird, der zu Lösungen führen kann.
Die vierte Möglichkeit, Rapport zu fördern, besteht in der Spiegelung des *Verhaltens* des Klienten, wobei es im Unterschied zum nonverbalen Verhalten (auf Mikroebene) hier eher um aktuell gezeigtes Verhalten auf der Makroebene oder auch Gewohnheiten und Hobbies geht. Wenn es gut paßt (und nur dann), zeige ich indirekt, daß es Parallelen zwischen mir und dem Klienten gibt. So fragen Klienten manchmal, wie ich denn das machen würde, wenn mir so viele ihre Probleme erzählen würden, ob ich da nicht auch Probleme bekommen würde. Ich bemerke dann meist kurz, daß ich genau darauf achte, daß es mir in meiner Freizeit gutgeht. Und wenn ich weiß, daß ein Patient z. B. Affinitäten zum Wassersport hat, erzähle ich auch noch zusätzlich, wie angenehm es für mich ist, nach der Arbeit im Ruderboot zu sitzen und eine Stunde lang in Gedanken versunken immer wieder diese gleichmäßigen Bewegungen ganz automatisch zu tun, bis ich das Gefühl habe, es geht alles von allein, und ich endlos so weiterrudern könnte; wie Probleme plötzlich ganz anders ausschauen, wenn man sich in die Natur begibt und für sich allein den nötigen Abstand zu allem bekommt.
Die fünfte Möglichkeit des Spiegelns dürfte wohl die schwierigste sein. Hier geht es nicht um persönliche Weltanschauungen oder Überzeugungen, sondern um die *Kultur,* in der jemand vorwiegend aufgewachsen ist. Dieser Bereich umfaßt den Kulturkreis eines Volkes, die Geschichte und die spezielle Subkultur, welcher der Klient angehört. Ich habe des öfteren ausländische Mitbürger als Klienten und früher ganz speziell Angehörige der US-Armee. Es wäre nicht sehr einfühlsam, die mit diesem Status verbundenen Probleme und Hintergründe wie die Geschichte, die religiösen Prägungen etc. zu übergehen. Mit einem dunkelhäutigen Amerikaner kam ich im Gespräch auf Nelson Mandela und darauf, wieviel Energie er gehabt haben muß, so lange im Gefängnis auszuharren und an seine Ziele und Ideale zu glauben. Meist existieren auch spezifische Regeln in Subkulturen oder bestimmte Familientraditionen, die ich jedoch oft nur vermuten kann. Das heißt natürlich nicht, daß ich mich selbst im Sinne dieser Regeln verhalten muß. Es reicht auch, wenn ich durch mein Nachfragen vermit-

tele, daß ich solchen vielleicht vorhandenen Regeln mit sehr viel Respekt gegenüberstehe.
Weitere Möglichkeiten zur Gestaltung des Rapports mit Suizidalen beschreibt Fanita English (1980). Sie zeigt, wie man die verschiedenen Arten des Rapports zu den drei transaktionsanalytisch begründeten Teilen der Persönlichkeit gleichzeitig therapeutisch nutzen kann (s. Kap. 3.9).
Es ist natürlich nicht möglich, alle diese Punkte im Gespräch zu beachten. Ihre Darstellung soll nur das Spektrum der Möglichkeiten aufzeigen. Wenn der Therapeut von dem Genannten zumindest einige Bereiche gleichzeitig berücksichtigen kann, reicht dies in der Regel für die Entwicklung einer guten Beziehung zum Klienten aus. Sie ist die wichtigste Grundlage für alle weiteren therapeutischen Schritte.

Übung zu Kapitel 3.1:

- Führen sie ein fiktives Erstgespräch mit einem Kollegen, der die Rolle eines suizidalen Klienten übernimmt, und suchen Sie sich eine der oben angesprochenen Möglichkeiten des Rapportschaffens aus, die Ihnen besonders übenswert erscheint. Machen Sie von diesem Gespräch eine Tonband- oder besser sogar eine Videoaufnahme, die Sie danach gemeinsam analysieren.

3.2 Zeit gewinnen

Die erste Angst, die sich bei Therapeuten einstellt, wenn sie mit suizidalen Klienten konfrontiert werden, entsteht durch den Druck, überlegt handeln zu müssen, aber wenig Zeit zu haben. Es ist durchaus fraglich, ob vielleicht schon der Abstand zur nächsten möglichen Sitzung nicht ein zu langer Zeitraum ist. Entsprechend beginne ich, wenn ich das erste Ziel, nämlich den Rapport herzustellen, als erreicht ansehe und auch weiterhin von einer akuten Suizidgefahr ausgehen muß, mein zweites Ziel, d. h. ›Zeit gewinnen‹ anzusteuern.
Die ganz allgemeine Strategie besteht hier in der *Verwicklung des Klienten in den Therapieprozeß*. Mit dem Hinweis auf eine ›reifli-

che Überlegung‹ (S. 46) habe ich beim Klienten schon eine Idee vorbereitet, die zum Abwägen aller Vor- und Nachteile einer Selbsttötung führen soll. Ich schlage vor (viele Klienten kennen diese Idee von der gleichnamigen früheren Fernsehsendung), bis zur nächsten Sitzung eine *›Pro-und-Contra‹-Liste* zu erstellen:

> *»Schreiben Sie auf einem Blatt, das Sie immer bei sich tragen sollten, in eine Spalte alle Gründe, die dafür sprechen, sich umzubringen, und in die andere alle Gründe dagegen. Und zwar immer, wenn Ihnen etwas dazu einfällt. Machen Sie das gleiche mit einem zweiten Blatt und schreiben Sie in eine Spalte alle Gründe gegen das Leben und in die andere alle, die für das Leben sprechen.«*

Obwohl die beiden Aufgaben auf den ersten Blick identisch aussehen, führen sie doch zu sehr unterschiedlichen Ergebnissen. Meist lege ich den Klienten schon mal ein Blatt hin, damit sie während der Sitzung damit anfangen können. Ich begründe diesen Vorschlag mit folgenden Argumenten:

> *»Es ist bei so grundlegenden Entscheidungen sehr wichtig, alle Überlegungen gleichzeitig vor Augen zu haben. ... Sie wollen etwas tun, was nicht mehr rückgängig zu machen ist. Gerade deshalb ist es gut, sich Zeit zu nehmen und genau zu überlegen, um sich wirklich sicher zu sein.«*

Diese Pro-und-Contra-Analyse dient einerseits dazu, den Patienten anzuregen, die Reflexion über sein Vorhaben wieder aufzunehmen, und zum anderen dazu, die Motive des Patienten genauer zu erfahren. Die Aufzeichnungen liefern zusätzliche Informationen über sein individuelles Wertesystem, was ich in einem späteren Stadium der Therapie wieder nutzen kann. Außerdem kann ich auch nachfragen, welche Gründe ihm im Vergleich dazu früher das Leben lebenswert gemacht haben.
Zusätzlich kann ich *die Neugier des Patienten wecken:*

> *»Ich habe die Gründe, die andere Klienten für einen Selbstmord angeführt haben, immer sehr ernstgenommen, aber bisher hat mich noch niemand wirklich überzeugen können, daß dies die einzig mögliche Lösung sein soll. ...*

Ich bin sehr gespannt auf Ihre Überlegungen, nicht weil die Gründe, sich das Leben zu nehmen, so verschieden sind, sondern weil das für mich eine Herausforderung ist, immer wieder Gegenargumente zu finden. …

Wie gesagt, bisher war ich damit erfolgreich, aber vielleicht sind Sie jemand, den ich nicht überzeugen kann zu leben.«

Eine etwas gewagte Intervention, die zunächst ebenfalls dem Ziel, Zeit zu gewinnen, dient, ist der Vorschlag, daß man ja ohne Zukunft doch auch ab jetzt alles Geld ausgeben könne und sich in den nächsten Wochen noch ›*ein schönes Leben machen*‹ solle. Dieses Vorgehen finde ich vor allem dann angezeigt, wenn alle Möglichkeiten ausgeschöpft sind. Dann könnte man eine entsprechende Formulierung in den Vertrag aufnehmen, den der Klient mit sich selbst schließt (vgl. Kap. 3.4). Jay Haley (1978), ein Schüler von Erickson, berichtet von einer Frau, die eigentlich schon beschlossen hatte, sich umzubringen, aber doch noch vorher bei Erickson einen Therapieversuch machen wollte. Die Klientin war einundzwanzig Jahre alt, sah gut aus, schaffte es aber, unvorteilhaft zu wirken. Sie wünschte sich einen Partner und meinte, daß kein Mann sie wolle, weil sie eine Zahnlücke habe. Sie sagte, sie sei eigentlich überzeugt, daß ihr niemand helfen könne. Genau dies akzeptierte Erickson, indem er der Klientin u.a. den Auftrag gab, all das Geld, das sie auf der Bank liegen hatte, auszugeben, da sie es ja nicht mehr brauchen würde. Er schlug ihr vor, in ein bestimmtes Bekleidungsgeschäft zu gehen und sich dort geschmackvoll kleiden zu lassen; danach sollte sie zum Friseur gehen und sich das Haar richten lassen. Natürlich – wie dies in Ericksons Fallgeschichten so oft üblich ist – traf sie im Verlauf dieser Aktivitäten den Mann, mit dem sie dann ihre Kinder bekommen sollte (vgl. Kap. 3.8, S. 95).

Auch wenn die Geschichte als Anregung dienen kann, unkonventionellere Interventionen in Betracht zu ziehen, so geht es beim Umgang mit Suizidalität jedoch weniger darum, möglichst elegante Lösungen zu finden. Ich erlebe häufig, wie sich Therapeuten mit suizidalen Patienten unnötigerweise schlaflose Nächte bereiten. Sie hindern sich nämlich, über die naheliegendsten Lösungen überhaupt nachzudenken, indem sie von therapeutischen Prinzipien, die ja auch in der Regel sehr sinnvoll sind, nicht abweichen möchten. Zum Beispiel:

- Mache die Klienten nicht zu sehr abhängig von dir.
- Übernimm nicht zuviel Verantwortung für deine Klienten.
- Termine finden grundsätzlich nur wöchentlich statt.
- Anrufe außerhalb der Gespräche sind in jedem Fall zu vermeiden.
- Eine Sitzung dauert immer 50, maximal 60 Minuten.

Einige der in diesem Buch besprochenen Interventionen mögen mit diesen oder ähnlichen Regeln kollidieren. Akute Suizidalität ist jedoch meiner Ansicht nach eine der berühmten Ausnahmen von der Regel, insbesondere in der ambulanten Arbeit. Entsprechend sollte man deshalb auch in der Handhabung solcher Prinzipien etwas flexibler sein. Ist Flexibilität nicht auch eine Eigenschaft, die wir bei unseren Klienten fördern wollen?
Es entspricht obendrein der Strategie des Rapport-Schaffens, wenn ich bei diesen Klienten eine Ausnahme explizit mache. Er sieht sich ja selbst in einer ausweglosen Situation, also in einer Art Ausnahmezustand. Diesem Ausnahmezustand trage ich Rechnung, indem ich durchaus *unübliche Angebote* mache und diese auch so etikettiere:

> »*Was ich Ihnen jetzt vorschlage, ist etwas, was ich ganz selten so tue, aber in Ihrem Fall, denke ich, ist es einfach notwendig. Sie sind wirklich in einer ganz schwierigen Lage. Andererseits habe ich nicht den Eindruck, daß Ihre Situation so unlösbar ist, daß man Sie in eine Klinik schicken müßte. Wenn ich das falsch sehe (beurteile, gehört habe), sagen Sie es mir bitte. – Also mein Vorschlag wäre ...*«

Vorschläge, die sich daran anschließen könnten und die ebenfalls dem Ziel ›Zeit gewinnen‹ entsprechen, sind auch im Kapitel 3.4 ›Ergänzende Maßnahmen für Verträge‹ sowie im Kapitel 3.7 ›Brücken bauen‹ zu finden.

3.3 Verträge und Selbstverpflichtungen

Manchmal überzeugt es mich, wenn ein Klient gegen Ende des Gesprächs auf meine Frage *»Ist es möglich, daß Sie sich bis zur nächsten Sitzung umgebracht haben?«* mit einem *»Nein«* antwortet. Ich frage dann trotzdem noch mal nach: *»Können Sie das versprechen?«* Bejaht er dies und ich fühle mich trotzdem immer noch nicht sicher genug, z. B. wenn er mit einem *»Ich glaube schon«* antwortet oder meinem Blick ausweicht, dann frage ich, ob er denn zu seiner und meiner Sicherheit auch einen Vertrag mit mir abschließen würde.

Die Transaktionsanalytiker Mary McClure Goulding und Robert Goulding (1981, S. 78) empfehlen, bei dem Treffen von solchen Vereinbarungen auf die möglicherweise *inkongruente Körpersprache* beim Klienten zu achten und ihn dann gegebenenfalls über eine Vorstellungsübung mit dem zu konfrontieren, was ihn erwarten könnte, sobald er die Praxis verläßt. Dies soll er laut und im Präsens phantasieren. Sobald er eine Äußerung in Richtung Depression oder Suizid macht, unterbricht der Therapeut und fragt, was der Klient tun wird, um am Leben zu bleiben. Oder er stellt die Frage: *»Was könnte passieren, das Sie von Ihrem Vertrag abbringen könnte?«*

Ich habe viele suizidale Klienten erlebt, die nach der genaueren Risikoabschätzung zwar meinten, daß sie eigentlich schon am Leben bleiben wollten, darüber aber keine Kontrolle hätten. Sie wüßten ja nicht, ob sie nachts wieder gegen diese Gefühle von Leere und Sinnlosigkeit ankämpfen müßten, oder ob nicht der Ex-Partner anrufe und sie wieder so fertigmache. Genau dieser Zustand von Unkontrollierbarkeit der Suizidimpulse stellt eine weitere Indikation für die schriftliche Erarbeitung eines Non-Suizid-Vertrages dar.

Ich konfrontiere den Patienten damit, daß ich eine Methode kenne, die in dieser Situation geeignet sei, mehr Sicherheit zu schaffen, und frage ihn, ob er bereit sei, diese auszuprobieren. Ich habe bisher keinen Patienten erlebt, der nicht nachgefragt hätte, was das denn sei. Ich versuche dann, diese Neugier zu steigern, indem ich relativiere und erkläre, daß diese Methode natürlich nicht für jeden Menschen geeignet sei, aber daß sie sich meiner Erfahrung nach so oft bewährt hätte, daß es unverantwortlich wäre, sie ihm vorzuenthalten. Allerdings, und das betone ich, müsse der Patient dabei auch etwas tun. Ob er denn dazu bereit sei? Auch diese Bereitschaft erhalte ich in der Regel schnell (Ausnahme war ein Patient mit Schreibhemmung), wenn ich dem Patienten sage, daß er dazu nur etwas schreiben müsse.

In den letzten Jahren bin ich davon abgekommen, mich selbst als Vertragspartner in den Vertrag einzubeziehen. Ich gehe zunächst immer erst davon aus, daß eine Art *»Selbstverpflichtung«* für den Patienten ausreichen könnte, diese innere Sicherheit zu entwickeln. Mit diesem positiv konnotierten Begriff vermeide ich auch alle negativen Assoziationen, die beim Patienten das Wort »Vertrag« auslösen könnte.

Eine regelrechte Abfuhr habe ich nämlich von einem Patienten erhalten, der im Laufe seiner verschiedenen beruflichen Tätigkeiten auch als Versicherungsvertreter im Außendienst tätig gewesen war. Ihn erinnerte dieses Wort »Vertrag« nicht nur an diese harte und frustrierende Arbeit, sondern auch an seine sehr unfairen Strategien, die er angewendet hatte, um zu Vertragsabschlüssen zu kommen. Mit der Zeit habe ich dann auch noch weitere alternative Umschreibungen für den sogenannten Anti- oder Non-Suizid-Vertrag entdeckt:

- *»Eine Abmachung, die Sie mit sich selbst treffen.*
- *... eine Selbstverpflichtung eingehen ...*
- *Ein Versprechen, das Sie sich selbst geben.*
- *Das könnte sowas wie ein Garantieschein werden.«*

Ich diktiere dann eine entsprechende Formulierung, wobei ich dem Patienten meist ein Heft anbiete, von denen ich immer einige auf Vorrat in der Praxis habe. Dies kann dann als Begleitheft (Therapietagebuch) für die weiteren Gespräche sehr nützlich sein. Auf der ersten Seite steht dann:

> *»Ich werde bis zur nächsten Sitzung am ... am Leben bleiben und mein Leben auch nicht unabsichtlich in Gefahr bringen, egal, was passiert, und egal, wie ich mich fühle.«*

Diesen Satz fand ich in ähnlicher Form auch bei Karl-Heinz Schuldt (1984), der sich sehr intensiv mit dem Einsatz von ›Nicht-Suizid-Verträgen‹ befaßt hat.
Manche Patienten lassen sich gerne wörtlich diktieren, während andere auf eigenen Formulierungen bestehen. Im letzteren Fall passiert es aber nicht selten, daß die Patienten sehr vagen Aussagen den Vorzug geben, wie z. B.: »Ich werde versuchen, bis zur nächsten Sitzung am Leben zu bleiben ...« Dies darf ich natürlich nicht akzeptieren, sondern muß mit dem Patienten eine klare Aussage erarbeiten. Dabei betone ich:

»Ich gehe davon aus, daß das, was Sie da jetzt schreiben, für Sie so gar nicht stimmig ist. Und wenn Sie auch nachher merken, Sie können damit nichts anfangen, können Sie den Zettel immer noch zerreißen.«

Bei der gemeinsamen Erarbeitung des Textes achte ich sehr darauf, daß eine positive Formulierung wie z. B. *»am Leben bleiben«* Verwendung findet.
Je nach Lage kann ein fest vereinbartes Datum, z. B. 6 Monate später, oder auch *»bis zum Ende der Therapiezeit von ... Sitzungen«* eingetragen werden, wobei zu beachten ist, daß die Zeit für wirklich akut Suizidale überschaubar bleiben muß, damit sie dieses Versprechen nicht als Überforderung erleben. Eine Selbstverpflichtung nur bis zur nächsten Sitzung ist in dieser Situation nicht nur ausreichend, sondern auch angemessen.
Um das Denken des Klienten auf Lösungen hin zu orientieren, schlage ich manchmal zusätzlich einen motivierenden Satz folgender Art vor:

> *»In dieser Zeit werde ich alle Möglichkeiten nutzen, die mir helfen, bei einer Entscheidung für oder gegen mein Leben weiterzukommen.«*

Danach fordere ich den Patienten auf, alles noch mal laut vorzulesen, und frage ihn, welche Wirkung diese Sätze auf ihn hätten. Es kommt durchaus vor, daß der Patient schon an diesem Punkt ein gutes und sicheres Gefühl schildert. Ich bleibe gerade dann aber in einer skeptischen Haltung und lasse mir erklären, woher denn diese Sicherheit jetzt so schnell kommen würde. Erst wenn der Patient genügend Argumente geliefert hat, die einerseits mich überzeugen, aber gleichzeitig für ihn als weitere *Selbstsuggestionen* wirken können, frage ich:

»Könnten Sie sich das jetzt auch unterschreiben? – Und ich möchte, daß Sie sich diese Sätze mit Ihrem vollen Namen unterschreiben. Vielleicht kommt Ihnen das etwas seltsam vor, aber es ist wichtig, daß Sie dafür die volle Verantwortung übernehmen. Niemand kann Ihnen das abnehmen.«

Indem ich seine Autonomie betone und auch fordere, werte ich den Klienten mit diesen Formulierungen gleichzeitig auf. Auch wenn der Vertrag nicht schon in das oben angesprochene Heft geschrieben wurde, finde ich es angebracht, dieses Papier in den Händen des Klienten zu belassen. Einerseits ist dies ein kommentarloser und meist überraschender Vertrauensbeweis ihm gegenüber, zum anderen hat er dieses Versprechen immer bei sich. Er kann daran nicht vorbei.

So hat mir ein Klient nach einer solchen kritischen Phase erzählt, daß er bei Überlegungen in Richtung Selbsttötung auch gleichzeitig darüber nachdenken mußte, auf welche Weise er denn das Heft oder Papier vernichten würde. Für manche Klienten scheint dadurch also eine zusätzliche Barriere geschaffen zu sein. Andere haben sich den Satz neben dem Bett bzw. am häuslichen Arbeitsplatz aufgehängt. Vielleicht läßt sich hier sogar ein entsprechender Vorschlag von seiten des Therapeuten ›einstreuen‹ (vgl. S. 123).

Es kommt natürlich vor, daß Patienten sich zu einer solchen einfachen Selbstverpflichtung nicht entschließen können. Dann ist meist zunächst eine Entscheidung nötig, die Sitzung zu überziehen:

»Ich möchte an dieser Stelle unser Gespräch auf keinen Fall einfach abbrechen, es könnte aber sein, daß draußen schon jemand auf mich wartet, und ich möchte nicht unhöflich sein und die Person warten lassen. Sind Sie einverstanden, wenn ich das erst mal regele?«

In dieser Pause, auf die man gerade in Krisensitzungen nicht verzichten sollte, kann ich dann auch in Ruhe die weiteren Möglichkeiten durchgehen, nach denen ich vorgehen kann*. Die erste Strategie ist die, den Vertrag so zu modifizieren oder zu erweitern, daß er vom Patienten als hilfreich erlebt wird.

3.4 Ergänzende Maßnahmen für Verträge

Meist ist es ein Zögern oder eine einschränkende Formulierung, die mir zeigt, daß der Klient es sich auch jetzt noch nicht zutraut, die für die Einhaltung des Vertrages nötige Selbstkontrolle aufzubringen. Es passiert auch, daß Klienten auf die Unzulänglichkeit dieser Selbstverpflichtung hinweisen. Zum Beispiel die Patientin, die sagte: *»Ich weiß nicht, wie das kommt, aber ich fühle mich von dem Wasser* (ein Kanal, der vor ihrem Haus vorbeiführte) *richtig angezogen.«* In solchen Fällen frage ich die Patienten, was ihnen in derart kritischen Situationen denn bisher geholfen habe, am Leben zu bleiben. Es können ganz zentrale Motive sein, mit denen sich Menschen dann selbst aus dem Sog des Suizids befreien: *»Ich habe schon genug Unheil angerichtet«* oder *»Wie werden das meine Kinder verkraften?«* aber auch ganz einfache Copingstrategien, wie sie auch im Notfallplan (s. S. 131) zu finden sind. Genau dies greife ich dann auf und lasse sie in den Vertrag integrieren:

> *»Es müßte auf dem Blatt also noch stehen: ›Wenn es gar nicht mehr geht, dann helfe ich mir mit dem Gedanken: Meine Kinder brauchen mich noch!‹ oder ›dann nehme ich ein warmes Bad‹.«*

Wenn der Patient gar keine eigenen Selbstkontrolltechniken hat, biete ich *zusätzliche Rahmenbedingungen* an, die ihm helfen könnten, sich zumindest bis zur nächsten Sitzung sicher zu fühlen.

---

* Eine bewährte Methode, die als sogenannter ›break‹ in der Systemischen Therapie der Mailänder Schule sogar zum festen Bestandteil der Therapiesitzungen geworden ist. Er dient dem Therapeuten dazu, die Probleme noch einmal aus einer distanzierteren Sicht zu durchdenken; mit Kollegen Interventionen zu diskutieren, um dann wieder mit einem klaren Kopf und Konzept Abschlußkommentar oder -intervention durchzuführen (vgl. S. 128).

»Es gibt einige Möglichkeiten, die – wie ich weiß – anderen Menschen in Ihrer Lage geholfen haben. – – – Würden Sie sich für solche Möglichkeiten interessieren?«

So biete ich zum Beispiel das Recht auf einen *5minütigen Anruf* pro Tag (möglichst am Morgen) an. Die Zeit dafür wird genau festgelegt, auch wer anruft. In der Regel sollte es natürlich der Patient sein, der anrufen sollte. Nur in Ausnahmefällen, z. B. wenn ein Patient zu Beginn die Erfahrung machen soll, daß er sich auf seinen Therapeuten verlassen kann, rufe ich an. In diesen fünf Minuten frage ich kurz, was der Patient bisher gemacht hat und wie er den weiteren Tagesablauf gestalten will. Manchmal verschreibe ich bei diesen Gelegenheiten kleine Aufgaben wie:

»Setzen Sie sich heute auf jeden Fall für eine halbe Stunde in die Sonne. Dabei können Sie die Augen zumachen und nur auf das achten, was die Sonne in Ihrem Körper bewirkt.«

Hält ein Klient einen dieser vereinbarten Termine nicht ein, so finde ich es gerechtfertigt und auch notwendig, selbst anzurufen, jemanden vorbeizuschicken oder durch die Polizei nachsehen zu lassen, wie das z. B. auch Wolfersdorf (1989, S. 86) empfiehlt. Ich darf mich in diesem Fall nicht durch das Gebot der Schweigepflicht verunsichern lassen. Diese ist ein geringeres Rechtsgut, wenn es um die mögliche Rettung eines Menschenlebens geht.

Eine andere ergänzende Maßnahme sind *Sitzungen außer der Reihe*. Das heißt, ich verpflichte mich, in Notfällen eine zusätzliche Sitzung mit dem Klienten zu vereinbaren. Eine Art Gegenleistung für die Zusicherung des Klienten, daß er die nächste regulär vereinbarte Sitzung mit Sicherheit wahrnehmen wird. Im Vertrag könnte dann stehen:

»Wenn ich sicher bin,
daß ich alle meine Möglichkeiten, am Leben zu bleiben und mich von einer Selbsttötung abzuhalten, ausgeschöpft habe, dann habe ich das Recht, meinen Therapeuten(in) Herrn (Frau) .... anzurufen und um einen Termin zu bitten. Herr (Frau) .... verpflichtet sich, diesen Termin spätestens am darauffolgenden Werktag einzurichten.«

Mit einer solchen Abmachung werde ich allerdings zum Vertragspartner und muß dann ebenfalls unterschreiben. Diese Rolle versuche ich bei erwachsenen Klienten in der Regel zu vermeiden. Bei Jugendlichen dagegen bin ich diesem Bedürfnis nach mehr Verbindlichkeit und Fürsorge in der Therapeut-Klient-Beziehung schon öfters durch einen mich ebenfalls verpflichtenden Vertrag entgegengekommen. Der Transaktionsanalytiker Karl-Heinz Schuldt (1988) schreibt, daß für die Vereinbarung eines Vertrags auch ein Zugang zum ›Erwachsenen-Ich‹ des Patienten erreicht werden sollte, da man ansonsten eine Überweisung oder Einweisung in eine Klinik in Erwägung ziehen müsse. Nach transaktionsanalytischer Auffassung ist das ›Erwachsenen-Ich‹ dann aktiviert, »wenn sich die Person auf die momentane Realität bezieht und selbst in diesem Moment ihr Tun, Denken und Fühlen dieser Realität entsprechend entwickelt«. (A.a.O., S. 55) Ich denke, daß diese Aussage für die Arbeit mit Jugendlichen genauso gilt, daß aber in diesen Fällen die Berücksichtigung der Bedürfnisse des ›Kind-Ich‹ nach Sicherheit eine gute Ergänzung dieser Interventionsform darstellt (vgl. auch Kap. 3.9).
Ein Vertrag bzw. eine Selbstverpflichtung muß nun zwar immer wieder verlängert werden, um keine Lücke entstehen zu lassen, er darf aber nicht über mehrere Therapiesitzungen hinweg Hauptthema werden. Ein Vertrag soll nur eine therapeutische Basis schaffen, auf der es möglich ist, die eigentlichen therapeutischen Prozesse einzuleiten, welche an den Ursachen der Krise ansetzen sollten (meist eine spezifische antidepressive Psychotherapie). In der Regel läßt sich beim Klienten auch schon Erleichterung erkennen, wenn er sich entschieden hat, vorläufig am Leben zu bleiben, und das Grübeln – zumindest was dieses Thema betrifft – unnötig wird.

Exkurs: Grundsätzliches über den Einsatz von Verträgen

Meine bisherigen Erfahrungen mit Verträgen widersprechen den kritischen Stimmen, die diesbezüglich in der Literatur zu finden sind. So fragt Reimer (1986),
»... ob das Sich-in-die-Hand-versprechen-Lassen, daß der Patient sich während der Behandlung nicht suizidiert, wirklich primär

dem Wohl des Patienten dient. Möglicherweise dient es mehr dem Therapeuten, der sich versichern lassen möchte, daß der Patient sich während seiner Behandlung nicht umbringt«. (A.a.O. S. 167) Da ist durchaus etwas Wahres dran. Es geht hier nicht nur um das Wohl des Patienten. Ich will natürlich verhindern, daß ein Patient sich während meiner Behandlung umbringt. Tut er dies allerdings danach und vor allem, ohne mir dies anzukündigen, finde ich dies sehr fair. Dann kann ich seine Entscheidung auch ohne Probleme akzeptieren und sogar respektieren. Ich bestehe darauf, daß ein Patient, der von mir erwartet, daß ich mit ihm über seine Selbsttötungsabsichten rede, auch die Konsequenzen sieht, die es für mich haben könnte, wenn er sich umbringt, und sage z. B:

»Diese Absprache und der Vertrag, den Sie mit sich selbst schließen, soll einerseits ein Schutz für Sie selbst sein, bis Sie Gründe für ein Weiterleben gefunden haben. Ich betrachte dies aber auch als Gegenleistung für mein Angebot, mit Ihnen über Ihre schwierige Lage zu reden. – Mit jemandem, der sich umgebracht hat, kann man nicht mehr darüber reden, ob es vielleicht noch einen Ausweg gegeben hätte, und ich selbst müßte mich fragen, ob ich Ihnen nicht besser eine Hilfe in einer Klinik hätte vorschlagen sollen.«

Wolfersdorf (1989) meint, daß eine solche Strategie für die akute Krisenintervention durchaus notwendig sei, wobei solche Versprechen »unaufdringlich und nicht fordernd« abgenommen werden sollten. Er meint, daß ansonsten
»... Druck entstehen kann, erneute Störanfälligkeit der Beziehung, die Gefahr der Überverpflichtung auf beiden Seiten, das Vertrauensverhältnis kann sich in ein Abhängigkeitsverhältnis umwandeln und evtl. agierend ausgenützt werden.« (A.a.O., S. 86)
Während ich diese Ansicht durchaus teile, finde ich die Konsequenzen, die Wolfersdorf zieht, sehr problematisch. Er meint, vor allem bei chronischer Suizidalität bestehe diese Gefahr des Agierens, weshalb bei der Absprache deutlich gemacht werden müsse, »daß *die Behandlung bei einem Suizidversuch* oder bei erneuter Suizidalität *nicht abgebrochen wird*, jedoch unter Umständen eine erneute Überlegung hinsichtlich der Strategie erfordert«. (A.a.O., S. 85) Ein solcher Hinweis erweckt aber meiner Meinung

nach beim Patienten entweder den Eindruck, *»Der nimmt mich nicht ernst, denn er glaubt gar nicht, daß ich es auch richtig mache, wenn ich es tue«*, oder sogar noch mehr die Tendenz zum Agieren, wenn ihm schon jetzt eine Perspektive für die Fortsetzung der therapeutischen Beziehung danach eröffnet wird. Ich finde, darüber sollte man erst reden, wenn die Situation eingetreten ist (vgl. Kap. 5).

Andere Therapeuten wie zum Beispiel Frederic Kanfer (persönl. Mitteilung 1988) finden wohl Verträge ganz gut, jedoch verzichten sie auf schriftliche Fixierungen. Beck (1981) meint dagegen: »Es ist nicht notwendig und auch gar nicht möglich, dem Patienten das Versprechen abzunehmen, daß er *niemals* Selbstmord begehen werde. Ein Versprechen, oder ›Vertrag‹, den Suizid um eine oder zwei Wochen aufzuschieben, wird unter dem Druck starker Todeswünsche vielleicht nicht eingehalten werden.« (A.a.O., S. 264) Merkwürdigerweise argumentiert hier Beck mit einer Art von dichotomem Denken, wie er es eigentlich selbst als pathogen beschreibt. Denn natürlich ist ein absolutes Versprechen sinnlos, warum aber deshalb ein überschaubarer(!) Vertrag fragwürdig sein soll, ist mir nicht einsichtig.

Karl-Heinz Schuldt, der Leiter des Tübinger Projektes »Arbeitskreis Leben« (AKL), sieht den Vorteil von Verträgen

»in der Stärkung der Autonomie des Klienten. Schließt er einen Arbeitsvertrag und einen Therapievertrag ab, dem er einen Non-Suizid-Vertrag voranstellt, so behält er die Verantwortung für sein Tun und Sein, selbst wenn eine suizidale Dynamik zugrunde liegt. Auf dieser Basis ist dann eine partnerschaftliche, auf gegenseitigem Respekt beruhende therapeutische Beziehung möglich.« (1988, S. 63)

Dies impliziert, daß die Vereinbarung eines Vertrages nur dann angebracht ist, wenn man selbst eine solche therapeutische Beziehung bieten kann oder dem Klienten zumindest die Möglichkeiten aufzeigt, wo er umgehend ein solches Angebot wahrnehmen kann. Immer wieder berichten mir Seminarteilnehmer von *Vertragsvordrucken*, die sie den Patienten in ihren Einrichtungen aus Gründen der rechtlichen Absicherung vorlegen müssen. Hier entfällt also der ganze Prozeß der Vertragserarbeitung. Entsprechend dürfte die Wirkung solcher Verträge im akuten Fall eher gering sein oder

sich sogar in die gegenteilige Wirkung verkehren. Wie die Ausführungen in den letzten beiden Kapiteln zeigen, geht es bei der Erarbeitung dieser schriftlichen Selbstverpflichtung ja weniger um das Endprodukt selbst, sondern vor allem auch um den Prozeß, die Klärung der Beziehung zwischen Therapeut und Patient. Die klaren Absprachen machen am Beispiel des Suizids auf die realistischen Möglichkeiten und Grenzen einer Psychotherapie sowie einer therapeutischen Beziehung aufmerksam.
In jüngerer Zeit hat sich Jürgen Kind in seinem für psychoanalytisch arbeitende Therapeuten sehr empfehlenswerten Buch »Suizidal. Psychoökonomie einer Suche« (1992) zum Problem des *Suizidpaktes* geäußert. Auch er sieht im Abschließen eines solchen Paktes gegen den Suizid vor allem den Beziehungsaspekt und die *»themengenerierende Funktion«* (a.a.O., S. 192):
»Durch einen Suizidpakt ist die Suizidalität aus der Therapie nicht ausgliederbar. Im Gegenteil, sie kommt dadurch in der Regel stärker in die Therapie hinein und wird in ihren verschiedenen Funktionen thematisierbar. ... Wer sich entschließt, einen Suizidpakt mit seinem Patienten zu vereinbaren, muß wissen, daß er gebrochen wird. Er muß gebrochen werden, damit die Suizidalität als Ausdruck einer grundlegenden Beziehungsstörung in der Beziehung zwischen Patient und Therapeut thematisiert werden kann.« (A.a.O., S. 187 f.)
Das heißt, daß in dieser kritischen Therapiephase oft ein Kampf um die Einhaltung des Vertrages stattfindet. Erst nachdem die Auseinandersetzung um die unterschiedlichen Motive bei Patient und Therapeut stattgefunden hat, kann der Therapiealltag (wieder) beginnen.

3.5 Konfrontation

Wenn Patienten nicht bereit sind, einen Vertrag zu vereinbaren, konfrontiere ich sie mit den *Widersprüchen in ihrer Argumentation* oder mit den realen Konsequenzen des eigenen Todes. Dies ist eine weitere Möglichkeit, dem Patienten zu zeigen, wie ernst ich ihn nehme. »Konfrontation ist daran zu messen, wieweit Energien davon hervorgerufen werden. Bleibt eine Konfrontation schwach, so trägt sie auf keinen Fall zur Freisetzung affektiver Energien bei«, schreibt Konrad Thomas (1987, S. 180) in seiner interessanten Abhandlung über die ›mangelnde Konfrontation‹ in unserer Gesellschaft und den individuellen zwischenmenschlichen Beziehungen.

Voraussetzung für konfrontatives Vorgehen ist natürlich ein gelungener Rapport. Bin ich in diesem Punkt im Zweifel, so versuche ich auch weiterhin – parallel zur Konfrontation – die Beziehung zu intensivieren, oder ich mache direkt auf diesen Kurswechsel aufmerksam:

> *»Ich bin überrascht, wie sicher Sie sich in Ihrer Entscheidung gegen eine solche Abmachung oder einen Vertrag sind. Wahrscheinlich haben Sie das sehr gut überlegt. Andererseits kann ich dann doch an manchen Punkten Widersprüche erkennen. Sind Sie einverstanden, wenn ich Ihnen ein paar Dinge sage, die mir dabei aufgefallen sind?«*

Einen anderen Einstieg mache ich, wenn ich merke, daß der Klient Konfrontation erwartet und dies sogar den Rapport verbessern kann. So erklärte mir ein Patient im Erstkontakt, daß seine Probleme vielleicht damit zusammenhängen könnten, daß er schon immer zu sehr verwöhnt worden sei. Dies griff ich auf und sagte:

> *»Ich finde es bemerkenswert, wie gut Du Deine Situation schon reflektiert hast. Ich bin da in einem Punkt genau Deiner Ansicht. – Daß man Dich verwöhnt hat, war sicher nicht immer zu Deinem Vorteil, und bestimmt weißt Du auch, was ich in den Gesprächen auf jeden Fall vermeiden werde!?«*

Im ersten Teil machte ich ihm (neben dem inhaltlichen Pacing) im Grunde ein Kompliment. Auf meine Frage selbst fand er jedoch keine Antwort, und ich meinte dann:

> *»Wenn ich Dir wirklich Wege zeigen will, wie Du Dich verändern kannst, darf ich Dich auf keinen Fall dabei verwöhnen. Ich werde Dir deshalb auch jetzt einige Dinge sagen, die Dir möglicherweise gar nicht so gefallen.«*

Nach einer solchen Ankündigung bringe ich dann die Möglichkeiten an Konfrontation ins Gespräch, die mir für den speziellen Patienten am treffendsten erscheinen:
Patienten sagen häufig, sie hätten ja schon alles probiert. Wenn jemand als Therapeut dann anfängt, Vorschläge zu machen, was zwar in ganz seltenen Fällen durchaus hilfreich sein kann, wird man doch meist hören, daß auch diese Dinge bisher nichts genützt hätten oder aus offensichtlichen Gründen nichts nützen würden. Meine Reaktion in einer solchen scheinbar aussichtslosen Situation könnte sich etwa so anhören:

»Es ist gut, daß Sie das sagen. Das zeigt mir zum einen, daß Sie grundsätzlich jemand sind, der nicht bereit ist, zu schnell aufzugeben. Sie haben offensichtlich schon viel probiert und sich auch viele Gedanken gemacht. – An Dinge, die gar nichts genützt haben, sollte man dann auch nicht noch weitere Energien verschwenden. Zum anderen frage ich mich aber, ob Sie wirklich sagen können, Sie hätten schon alles probiert, wenn Sie bisher noch keine Therapie länger durchgehalten haben.«

Da ich zu diesem Gesprächszeitpunkt in der Regel die Informationen über Versuche des Klienten mit Therapie schon bekommen habe, kann ich damit auch gut argumentieren. Dann bekräftige ich diese Aussage mit der Forderung:

»Ich akzeptiere Sie nur als Klienten, wenn Sie einige Zeit dieses Vorhaben, sich umzubringen, zurückstellen. Erst dadurch ist eine Therapie wirklich möglich.«

Oder in akuteren Fällen:

»Ich erwarte, daß Sie sich genau dies nochmals bis zum nächsten Gespräch überlegen, nämlich ob Sie diesmal wirklich endgültig aufgeben wollen oder sich die Chance geben, nochmals eine ganz neue Art zu probieren, Ihr Leben zu verändern.«

Eine sehr wichtige Technik der Konfrontation besteht in der Schaffung kognitiver Dissonanzen durch das Anbieten geeigneter Informationen:

»Es ist schon richtig, wie Du das siehst, es gibt wirklich viel Unrecht in unserer Gesellschaft, ich finde sogar, die ganze Welt ist

ungerecht. Wenn Du Dich aus diesem Grund umbringst, bringst Du eigentlich einen Teil der Gesellschaft um, der etwas sehr Wesentliches erkannt hat. Das heißt, es gibt einen Menschen weniger, der dagegen etwas tun würde oder zumindest könnte.«

»Irgend jemand hat mal gesagt: Selbstmord ist das beste Kompliment, das man einer Gesellschaft machen kann. – Es scheint also Leute zu geben, die Deinen Tod sogar als Kompliment auffassen würden: Er hat endlich eingesehen, daß er für unsere Gesellschaft nicht taugt.«

Vor allem Jugendliche und junge Erwachsene haben solche Gedanken. Bei ihnen kommt dann häufig noch hinzu, daß sie vermuten, ihr Leben wird immer schwieriger und problematischer, je älter sie werden. Hier versuche ich in Anlehnung an Beck (et al. 1978, S. 72) zu argumentieren, der seinen Patienten dann sagt, daß die meisten Leute, die er kenne, ihre Jugend wesentlich schwieriger erlebt hätten als ihr Erwachsensein und daß sie nie mit dieser Zeit tauschen würden.

Manchmal ist es notwendig, darauf aufmerksam zu machen, daß die Zeit ohne Partner vor der Ehe oft auch lebenswert war. Wer es sich zutraut oder gelernt hat, mit Imaginationen zu arbeiten, kann an dieser Stelle auch auf der Vorstellungsebene eine besonders positive Erinnerung aus dieser Zeit als *Ressource für die Gegenwart und Zukunft* wachrufen (s. auch Kap. 3.10). Häufiger von Frauen als von Männern kommt dann der Einwand, daß man jetzt ja älter sei und wesentlich weniger Chancen hätte, woraufhin ich dann frage, ob für sie ein Partner, der im Grunde eine viel jüngere Partnerin vorzieht, für sie überhaupt interessant sein könnte.

Trotzdem kann es sein, daß Patienten die ›negative Sicht der Zukunft‹ nicht ablegen wollen: *»Es war doch bisher immer so, also wird es auch so weitergehen.«* Bandler und Grinder (1981) machen in solchen Fällen auf das *›Kristallkugel‹*-Phänomen aufmerksam, was sich so anhören könnte:

»Woher wissen Sie, daß es so weitergehen wird, daß Sie keine Möglichkeit finden werden, mit diesen Schwierigkeiten besser klarzukommen als früher? – Das klingt so, als ob Sie jemand seien, der sich im Leben noch nie getäuscht hat. Andererseits gibt es da aber doch einige Punkte, wo Sie sich sehr getäuscht haben.«

Und nur wenn ich genügend Rapport empfinde, füge ich manchmal folgendes hinzu:

»*Eigentlich ist das ja prima: wenn Sie so gut in die Zukunft sehen können, sollten Sie sich überlegen, als Wahrsager aufzutreten, sie könnten bestimmt viel Geld machen. – Ein Teil Ihrer Probleme wäre dann jedenfalls erst mal gelöst.*«

Mit Humor zu arbeiten ist zwar riskant, aber es birgt andererseits die Chance schneller Veränderungen. Wenn ein Patient in der ersten Sitzung so weit kommt, daß er lacht und vielleicht sogar noch über sich selbst, dann heißt dies für mich, daß auch ein erster therapeutischer Schritt getan wurde. Therapeuten wie Frank Farrelly, der Begründer der ›*Provokativen Therapie*‹ (Farrelly und Brandsma 1974), gehen oft noch weiter. So kritisiert er z. B. die Tötungsmethoden seiner Patienten und empfiehlt in einem Fall sogar, doch den Arm in einen Schraubstock zu spannen und ihn dann mit einer Metallsäge durchzusägen. Sein Ziel ist es, beim Patienten Ärger zu erzeugen, um ihn damit aus den depressiven Gefühlen herauszuholen. Da Farrelly vorwiegend im stationären Setting arbeitet, ist es für ihn natürlich weniger risikoreich, solche quasi paradoxen Interventionen einzusetzen. Im allgemeinen jedoch werden paradoxe Interventionen für suizidales Verhalten als kontraindiziert angesehen (vgl. Weeks und L'Abate 1985, S.52f).
Eine weitere Möglichkeit besteht darin, die negative Sicht der Zukunft zunächst zu übernehmen und dann erst auf den Kern der persönlichen Ideologie zu stoßen:

»*Es kann gut sein, daß Ihre Situation schwieriger wird. Ab einem gewissen Zeitpunkt im Leben merken wir, daß wir älter werden, und wir müssen uns mit bestimmten Veränderungen abfinden. Das ist wirklich eine schwierige Aufgabe im Leben, die auf jeden zukommt. Das kann ich Ihnen auch ganz sicher sagen. Mir kommt es so vor, als ob Sie da eine Ausnahme gemacht kriegen wollen? Wenn es ein Mittel gegen das Altern geben würde, würden Sie sich dann auch umbringen?*«

In diesen Dialogen kann eine Situation entstehen, die ich sehr kritisch finde. Patienten sagen dann, daß es ihnen einfach reicht. Sie wollen nicht mehr. Es habe bisher genug Spaß gemacht und sie könnten nichts daran finden, alt und erfahren oder sogar weise zu werden. Dagegen kann ich nicht viel sagen, vor allem, wenn ich im gleichen Alter oder gar jünger als der Klient bin. Meist gebe ich dann Aufträge wie:

»Kennen Sie aus Ihrem Bekanntenkreis jemanden, der so alt ist, wie Sie nie werden möchten? ... Was halten Sie davon, wenn Sie sich einfach mal bis zur nächsten Sitzung mit diesem Mann (Frau) verabreden und sich von den Annehmlichkeiten dieser Lebensphase erzählen lassen?«

Eine andere Art der Konfrontation ist die der *Zeitprojektion.* Das heißt, der Klient wird mit geeigneten Fragen angeleitet, sich eine möglichst genaue Vorstellung, im besten Falle sogar ein inneres Bild davon zu machen, wie das Leben weitergeht, wenn er selbst nicht mehr existiert. Diese Intervention ist vor allem dann zielführend, wenn man davon ausgehen kann, daß der Klient mit seinem Tod etwas ganz Bestimmtes erreichen will: *»Denen gehört einfach ein Denkzettel«* – *»Einen Selbstmord wird man nicht so schnell vergessen«* und ähnliche Aussagen sind Hinweise auf solche Intentionen. Ich stelle dazu meist folgende oder ähnliche Fragen:

Fragen zur Zeitprojektion

»Wenn Sie nun gehen und sich das Leben nehmen, wie werden Sie es tun?« – »Wer soll Ihren Körper finden?« – »Was soll in Ihrem Abschiedsbrief stehen?« – »Wenn Sie dann tot sind, wo möchten Sie beerdigt werden?« – »Sollen Ihre Angehörigen Sie beerdigen oder möchten Sie eine Urnenbestattung?« – »Wie werden sich Ihre Angehörigen von Ihnen verabschieden?« – »Wie viele Menschen, glauben Sie, werden zu Ihrer Beerdigung kommen?« – »Möchten Sie, daß man Blumen und Kränze aufs Grab legt?« – »Wer wird auf keinen Fall weinen, wenn er die Nachricht erhält?« – »Was wird in der Zeitung darüber stehen?« – »Welche Musikstücke werden bei Ihrer Beerdigung gespielt werden?« – »Wer wird die Blumen auf Ihrem Grab gießen?« – »Wie wird Ihre Frau zehn Jahre nach Ihrem Tod leben?« – »Was werden Ihre Kinder ihren Freunden über ihren Vater erzählen?«

Diese Fragen sind zum Teil sehr aversiv vor allem für Patienten, die mit dem Gedanken an Suizid eher spielen, als daß sie ihn ernsthaft erwägen. Bei einem Klienten hatten sie die Wirkung, daß er das Gespräch selbst unterbrach und meinte, er nehme zwar an, daß ich wohl einen triftigen Grund haben müsse, all dies zu fragen, aber das gehe ihm jetzt etwas zu weit, es sei ihm sehr unangenehm und er merke, daß es ihm doch nicht so ernst sei mit dem Gedanken an Selbstmord.

Ein anderer Klient sagte im Anschluß an eine solche Gesprächssequenz, er sei sich ja nicht ganz im klaren, wofür ich das alles wissen müsse, aber ihm sei dabei immerhin selbst sehr klar geworden, daß er von der Idee, sich umzubringen, doch wesentlich weiter entfernt sei, als er gedacht hätte; ob es vielleicht meine Absicht gewesen sei, ihm genau das deutlich zu machen?! Ich selbst meine, daß ihn diese Intervention sogar noch mehr von einer Selbsttötung sich hat entfernen lassen.

In einigen Fällen führte die Konkretheit der inneren Bilder über die realen Konsequenzen des eigenen Todes zu der Einsicht, daß dann bestimmte Ereignisse vielleicht doch nicht so verlaufen werden, wie es die Patienten sich erwarteten. Ich möchte im folgenden nur zur Anregung und ohne weiteren Kommentar noch einige Möglichkeiten der Konfrontation aufzeigen, mit denen man versuchen kann, das festgefahrene Denken seiner Patienten ins Wanken zu bringen.

Weitere Möglichkeiten der Konfrontation:

»Aus meiner Sicht ist es auch verständlich, wenn Sie über dieses Problem so oft und noch möglichst lange nachdenken wollen. Eine Leiche kann man nicht mehr lebendig machen! Das ist der Punkt – und aus diesem Grund möchte ich Ihnen auch das Aufschieben der Entscheidung als Bedenkzeit vorschlagen.«

»Ich bin jemand, den dieses Thema wirklich auch interessiert. Es ist inzwischen für mich sogar eine Herausforderung geworden, mich diesen wichtigen Lebensfragen zu stellen. Ich muß Ihnen allerdings sagen, bisher hat mich noch niemand überzeugen können, daß es wirklich besser ist, sich umzubringen, als sein Leben weiterzuführen.«

»Ich bin sehr interessiert daran, ob es wirklich Gründe gibt, die eine solche Handlung sinnvoll machen. Als Therapeut werde ich natürlich niemanden davon abhalten, sich umzubringen. Wenn jemand meint, daß er das tun muß, ist das zumindest für ihn richtig.«

»Es kommt bei mir öfter vor, daß ich mit jemandem spreche, der sich eigentlich schon entschieden hat, sich umzubringen, der aber von anderen, die es vielleicht auch gut meinen, hierher geschickt wurde. Wenn das bei Ihnen auch so wäre, bin ich vielleicht gar nicht der geeignete Gesprächspartner. Ich sehe mich nämlich als jemand, der dabei helfen kann, so eine Entscheidung erst noch gut zu überlegen.«

»Wenn Sie sich wirklich umbringen wollen, dann sind Sie hier nicht an der richtigen Stelle. Wir arbeiten nur mit Leuten, die leben wollen, und zwar so, daß sie lernen, besser zu leben als bisher. Wenn Sie Ihr Leben beenden wollen, müßten Sie vielleicht eher zu einem Pfarrer gehen oder sich an die Telefonseelsorge wenden.«

»Das sind alles sehr wichtige Fragen, nur ist jetzt das Problem für mich, daß ich Ihnen auf diese Fragen keine Antworten geben kann. Wichtige Fragen erfordern gut überlegte und in Ihrem Fall auch bestimmt keine kurzen Antworten. – Es bleiben für das Gespräch heute noch fünf Minuten, und ich denke, daß wir ohnehin überziehen müssen, um zu einem guten Abschluß zu kommen.«

»Ich bin aber leider nicht immer erreichbar, insofern wäre ein Telefongespräch mit mir in so einer Notsituation dann vielleicht gar nicht möglich. Ich glaube auch, wenn Sie wirklich 24 Stunden am Tag diese Möglichkeit zum Gespräch benötigen würden, daß ich dann nicht der richtige Ansprechpartner für Sie bin. ... Würde es denn wirklich reichen, wenn Sie nur telefonisch mit jemandem reden könnten? (Falls ja, dann auf Telefonseelsorge aufmerksam machen.)

Scheitere ich auch damit, einen Draht zum Patienten zu bekommen, dann sehe ich es als meine Aufgabe an, das zu akzeptieren und dem Klienten zu sagen, daß ich vielleicht doch nicht der richtige Gesprächspartner für ihn sei. So hüte ich mich auch, wenn Klienten im Erstkontakt bemerken »*Sie sind meine letzte Hoffnung*«, dieses ›Kompliment‹ unkommentiert stehen zu lassen, denn ich bin nicht die letzte Hoffnung:

> »*Erstens kenne ich Therapeuten, die erfahrener und fähiger sind, z.B. solche, bei denen ich selbst in Ausbildung war, und zum anderen gibt es immer auch Therapeuten, die mit ihrer Persönlichkeit oder in ihrer Fähigkeit, sich auf andere einzustellen, möglicherweise besser für Sie geeignet sind als ich.*«

Wenn ich das an geeigneter Stelle so offen sage, mache ich interessanterweise oft die Erfahrung, daß Klienten plötzlich anfangen, kooperativer zu werden. Ich denke, daß ich hier gleichzeitig eine Übernahme des ›Widerstandes‹ des Klienten vollziehe und paradoxe Wirkungen entstehen, wie dies auch bei sogenannten ›*Inkompetenz-Erklärungen der Therapeuten*‹ in der Familientherapie beobachtet werden kann (Cade 1983).
Die Psychoanalytikerin Verena Kast (1989) beschreibt einen Fall von Krisenintervention bei einem 38jährigen Mann, der zufällig nachts im Wald von einem Pfarrer gefunden worden war, als er sich gerade erhängen wollte. Nachdem der Patient der Therapeutin seine Beweggründe geschildert hatte, wurde er mißtrauisch und fragte, ob sie ihn denn nun davon abhalten wolle, sich umzubringen. Sie entgegnete ihm, daß sie es schon als etwas sehr Besonderes fände,

> »*wenn jemand nachts im dunklen Wald, wo er sich erhängen wolle, gefunden werde. Das wäre doch eigentlich ein Zeichen dafür, daß das Leben noch etwas vorhätte mit ihm*«. (A.a.O., S. 74)

Die Autorin berichtet, daß dies für den Patienten sehr aufwertend gewirkt habe. Im weiteren Verlauf erfuhr sie dann, daß der Patient seine Freundin, die ihn verlassen hatte, habe erschrecken wollen, damit sie ihr ganzes Leben lang daran denken müsse und dann dafür büße. Der Patient war für die Zweifel der Therapeutin, daß man ja doch schnell vergesse, sehr unaufgeschlossen, bis sie ihn fragte,

> *»ob er sich daran erinnere, wer denn das erste Mädchen gewesen sei, das ihm einen Kuß gegeben habe«.* (A.a.O., S.75)

Da er sich nicht erinnern konnte und somit erkennen mußte, daß man auch schöne Dinge schnell vergessen kann, bekam er Zweifel und sah die Sinnlosigkeit seines Tuns. Zusätzlich wurde er auch offener für die Deutungen der Therapeutin (vgl. a.a.O., S. 75 f.). Sie konfrontierte ihn damit, daß er sich vor allem rächen wolle und er nur gekränkt sei, weil er ja so viel für diese Beziehung getan hätte. Er meinte daraufhin, daß er das eigentlich nicht vorhabe. Seine Freundin werde wohl selbst merken, daß dieser neue Freund nichts tauge. Dann wolle er aber auch keine Beziehung mehr mit ihr. Kast interpretiert dies im Sinne des Konzepts von Henseler (1974; vgl. auch Kap. 3.8): Indem der Patient den Rivalen abwertete, erlebt er wieder eine Selbstaufwertung und rettet sich aus der ›narzißtischen Krise‹.

Übung zu Kapitel 3.5:

Übungspartner – (Patientenrolle)		stellt einen realen Patienten aus seinem Arbeitsfeld dar, mit dem es zu keinem Versprechen oder Vertrag gekommen war und der nur wenig kooperativ ist;
Therapeut	(1)	zeigt dem Patienten – wenn möglich – die Widerspüchlichkeit seiner Argumentation auf;
	(2)	konfrontiert den Patienten mit geeigneten rationalen Argumenten;
	(3)	nutzt Argumentationshilfen aus den obigen Vorschlägen.
Beobachter (Supervisor)	(1)	notiert schwierige Gesprächspassagen und gelungene Interventionen;
	(2)	überlegt sich alternative Fragen/Interventionen;
	(3)	macht Vorschläge, wenn der Therapeut um Hilfe bittet;
	(4)	stoppt nach Ablauf der Zeit (etwa 15 Min.);
	(5)	berichtet in der Großgruppe.

3.6 Arbeit mit Gefühlen

Das argumentative Vorgehen, wie es im letzten Kapitel dargestellt wurde, ist natürlich, wenn man von den ärgerinduzierenden bzw. humorvollen Aspekten der provokativen Therapie absieht, sehr nüchtern und sachlich. Im Gegensatz dazu steht allerdings die ebenfalls im letzten Kapitel vorgestellte Methode der *Zeitprojektion*. Sie kann sehr intensive Gefühlszustände (wieder) zugänglich werden lassen. Allerdings kann jedoch der Widerstand, diese Gefühle wahrzunehmen und zu erleben, sehr groß sein, und zwar nicht nur beim Patienten. Therapeuten, die z. B. wenig Erfahrung mit erlebnisorientierten Verfahren in der Psychotherapie haben, leiden häufig unter Kognitionen wie *»Hoffentlich fällt mein Klient jetzt nicht in ein tiefes Loch. Wie soll ich ihn da jemals wieder rauskriegen?«* Weinen in der Therapie stellt jedoch keinen Rückfall, sondern oft einen therapeutischen Fortschritt dar. Von Frank Farrelly, dem Begründer der provokativen Therapie habe ich gelernt, daß hier Selbstverbalisationen wie z. B. »Mein Klient öffnet sich!« viel angemessener sind. Das handlungsleitende Prinzip, welches mich dabei zusätzlich motiviert, ist: *Ich gehe mit Dir bis zum tiefsten Punkt Deiner Verzweiflung, um dort mit Dir die Ursachen für Deinen Schmerz zu finden.* Wenn ich davon wirklich überzeugt bin, kann ich auch viel geradliniger in diese Richtung intervenieren, indem ich z. B. sage:

> *»Wie hindern Sie sich gerade, Ihren Schmerz wirklich ganz auszudrücken?«*
>
> oder
>
> *»... und es kostet viel Kraft, die Tränen zurückzuhalten.«*
>
> oder
>
> *»Wenn Sie lächeln, könnte man denken, daß es Ihnen eigentlich gar nicht so schlecht geht. Welche Gefühle würden entstehen, wenn Sie sich nicht zu diesem Lächeln zwingen würden?«*

In der Regel führen solche Verbalisierungen der inneren Vorgänge des Patienten indirekt dazu, daß er mehr von diesen Gefühlen zuläßt. Manchmal wird dies auch das ›Externalisieren des Widerstands‹ genannt. Erst wenn ich auch äußerlich beim Patienten wahrnehmen kann, daß er mehr mit seinen Gefühlen in Kontakt ist, motiviere ich ihn direkter:

»Und es tut gut, sich das einfach mal zu erlauben, schwach zu sein. Das ist auch ein wichtiger Teil vom Menschsein.«

»Eigentlich wissen Sie sehr gut, wie befreiend es sein kann, die Tränen einfach laufen zu lassen.«

»Menschen, die sich in einer ähnlich schwierigen Situation wie Sie befinden, merken oft, daß sie schon lange nicht mehr geweint haben und daß sie manchmal auch gar nicht wissen, ob sie solche Gefühle überhaupt noch haben.«

Wenn diese Interventionen nicht hinreichend sind, um den Klienten auf der emotionalen Ebene zu erreichen, kann ich ihn darauf aufmerksam machen, wie er in dieser Situation auf mich wirkt:

»Sie haben mir bisher sehr viel von sich erzählt, und ich kenne Ihre Situation ganz gut, aber jetzt merke ich, daß ich eigentlich nicht weiß, was in Ihnen vorgeht, wenn Sie an Ihr eigenes Sterben denken. – – – Ob das Trauer oder Enttäuschung ist oder Wut darüber, was das Leben Ihnen bisher zugemutet hat.«

Auch wenn hinter den depressiven Anteilen der psychischen Problematik ein großer Teil an nicht-gelebter Wut vermutet werden kann, so sind sich die meisten, die mit Suizidalen arbeiten, einig, daß ein Hinlenken auf die *aggressiven Impulse* erst im Laufe einer späteren Therapie sinnvoll ist. Wenn Aggressionen jedoch im Gespräch auftauchen, sollte man Freiräume zum Ausagieren schaffen oder solche für zu Hause entwickeln lassen.
Darüber, ob es im Sinne eines kathartischen Effektes gut ist, seine negativen Gefühle auszuleben, ist man sich in der wissenschaftlichen Psychologie meines Wissens immer noch nicht einig. Ich bin in diesem Zusammenhang auf die in Deutschland wenig bekannten Arbeiten des Biochemikers William Frey (1985) gestoßen. Er ging davon aus, daß geweinte Tränen, die interessanterweise nur beim Menschen vorkommen, wie alle Ausscheidungen irgend

etwas Unbrauchbares oder sogar Schädliches enthalten müßten. Seine Untersuchungen ergaben, daß dies u. a. Mangan sein könnte, welches in hoher Konzentration in Tränen zu finden ist (in 30-fach höherer Konzentration als im Blut) sowie bestimmte Proteine, die in gefühlsmäßig vergossenen Tränen in einer um 24% höheren Konzentration vorhanden waren als z. B. in Tränen, die beim Zwiebelschneiden entstehen. Außerdem fand er andere biochemische Substanzen, die unter Streß gebildet werden, wie das schmerzreduzierende Endorphin Leuzin-Enzephalin und die Hormone Prolaktin und Adrenokortikotropin (AKTH).

Hier unterliegt meiner Meinung nach auch der Philosoph Jean Amery in seinem ›Diskurs über den Freitod‹ einer Fehlannahme. Amery versuchte den Entschluß zum Suizid aus dem Bereich des Pathologischen zu lösen. So schreibt er u. a. über den Suizidanten: »Er schluchzt vor sich hin (ohne Drüsensekretion oder damit, es ist das Nämliche): Schade, daß ich gehen muß.« (1976, S. 124) Ich vermute nach dem oben Ausgeführten, er würde nicht unbedingt gehen müssen, wenn er seine Gefühle wirklich, nämlich mit Tränen, leben könnte.

Die meisten Patienten sehen zunächst keinen Unterschied darin, ob sie zu Hause weinen oder in der Sitzung. Ich habe die Erfahrung gemacht, daß es den meisten, nachdem sie die ersten Gefühle von Peinlichkeit überwunden haben, doch sehr guttut, bei solchen psychischen Prozessen eine Begleitung zu haben, die sich auch noch in therapeutischem Sinne förderlich verhalten kann.

Eine 53jährige Patientin, die während der Therapie suizidal geworden war, meinte, sie hätte da etwas in sich drin, in ihrer Brust, und sie habe das Gefühl, daß da noch was ganz Schlimmes rauskomme. Sie müsse sehr viel weinen und könne sich gar nicht mehr richtig entspannen, auch das (Jacobson-)Entspannungstraining, welches sie bei mir gelernt hatte, würde nicht mehr helfen. Da sie in der Sitzung ebenfalls sehr unruhig war, bot ich ihr an, sich hier zu entspannen, wobei ich aber nun die Methoden der *indirekten Tranceinduktion* nach Erickson (vgl. Kossak 1989, S. 132 ff.) anwandte. Diese Entspannung führte dazu, daß die Patientin ganz spontan anfing zu weinen, was in Trancezuständen auch wesentlich leichter fällt. Zur Veranschaulichung stelle ich hier das kommentierte Transkript dieser Gesprächsphase vor:

Therapeut: *Wenn Sie wollen, können Sie ja die Sitzung heute auch ganz einfach dazu hernehmen, sich zu entspannen.*

Patientin: *Ja, wenn das überhaupt geht!*

Th: (Ich stehe auf und gehe zum Fenster.)
Ich ziehe die Vorhänge ein bißchen zu. Das ist vielleicht angenehmer als das helle Licht, und machen Sie es sich im Sessel so bequem wie es geht.
(Ich stelle meinen Sessel um, so daß ich im Winkel von 90 Grad zu ihr sitze.)

Kommentar: Dies ist bei indirekten Tranceinduktionen besonders günstig, da hier der Patient ein ungestörtes Gesichtsfeld vor sich hat und sich auch weniger beobachtet fühlt. Seine Autonomie bleibt besser gewahrt.

Th: *Und wählen Sie einfach mal einen Punkt aus, auf den Sie schauen können, um so richtig ruhig zu werden. –*
Vielleicht kennen Sie das, wenn Sie tagträumen –
träumen mit offenen Augen – und das kann auch ein Lichtpunkt sein, wie Sie ihn auf Ihrer Brille sehen können (ich rücke ihre Brille in das Zentrum ihres Gesichtsfeldes auf dem Tisch) –
weil, das werden Sie auch schon gemerkt haben, wenn diese innere Unruhe da ist, dann ist es sehr schwer, die Augenlider zu schließen, die bewegen sich dann ganz von alleine –
egal, wie sehr man sich bemüht, und deshalb einfach so vor sich hin schauen – ja so – hmhm ...

Ptn: (Sie beginnt zu weinen).

Th: *Und wenn Sie merken, wie Sie sich entspannen, merken Sie auch, was da für Gefühle kommen –*

Ptn: (Sie schluchzt stärker.)

Th: *Hmm – und das sind alles Dinge, die in Ihnen drinstecken ganz tief, der Schmerz und die Trauer –*
einfach loslassen – vielleicht fallen Ihnen auch die vielen Dinge ein, die Sie vermißt haben – in den letzten Jahren – wo Sie so wenig an sich selbst gedacht haben –
und sich daran zu erinnern, das kann sehr schmerzhaft sein – dieses Alleinsein, die Zeiten, wo niemand da war –

Ptn: (Bewegt sich)

Th: *Hmhm – und wenn Sie sich entspannen und dabei das alles*

noch mehr loslassen –
der Körper hat das sehr gern –
auch wenn Sie es nicht verstehen, warum Sie sich das jetzt einfach erlauben –
und Sie haben sich so lange Zeit so vieles nicht erlaubt –
auf viel verzichtet –

Ptn: (Die Beine zittern wieder stärker.)

Th: *Auch wenn die Beine sich bewegen wollen, ist das alles ganz in Ordnung – der Körper weiß genau, was er braucht.*

Kom: Sie dachte zu Beginn der Behandlung, sie sei oder werde »verrückt«.

Ptn: (Hält sich an der Lehne fest)

Th: *Und sich Festhalten kann wichtig sein –*
und einfach Weinen –
da sind so viele Tränen, die da noch da sind –
sich die Zeit lassen –
einfach sich erlauben, mal richtig schwach zu sein –
man muß nicht immer stark sein –

Ptn: (Schluchzend) *Ich kann nicht mehr.*

Th: *Das Gefühl, daß da auch Grenzen sind, wo es nicht mehr weitergeht.*

Ptn: (Weint lauter)

Th: *Und es ist wirklich gut, das zu spüren.*

Ptn: (Sie versucht, blind ein Papiertaschentuch zu finden.)

Th: (Ich nehme ihre Hand und lege ihr eines hinein.)

Ptn: (Sie wirkt etwas gefaßter.)

Th: *Das ist etwas ganz Gesundes, und etwas, das viel klarmachen kann –*
und da sind noch viele Tränen zu weinen –
und vielleicht wissen Sie gar nicht warum –
aber wenn Sie sich wirklich erinnern, dann spüren Sie auch, was den Schmerz ausmacht, das geht ganz von alleine –

Ptn: (Weint noch immer sehr laut)

Kom: Es ist oft zu früh, wenn Patienten sich entscheiden, mit dem Weinen aufzuhören, weshalb ich hier versuche, durch Ansprechen der Lebensgeschichte diesen Prozeß aufrechtzuerhalten.

Th: *Sich zu erinnern an alle diese schlimmen Erlebnisse –*

und so viel, was Sie hätten brauchen können, die vielen schönen Dinge im Leben –
alles, was Sie sich erträumt haben –
wo Sie vielleicht immer noch ein kleines bißchen gehofft haben, daß es vielleicht noch kommt –
das alles jetzt vor sich zu sehen und diesen Gedanken einfach ihren Lauf zu lassen. Da können Sie sich wirklich spüren, wie Sie sind –
und wie es Ihnen innerlich geht.

Kom: Es geht hier zum einen darum, so offen zu formulieren, daß man dem, was im Patienten vor sich geht, möglichst nahe kommt, und zum anderen auch darum, ihm zu zeigen, daß man ihn in seinem Prozeß begleitet und keine Scheu vor dem Ausdruck seiner Gefühle hat.

Th: Da werden die vergangenen Erlebnisse wach, und sie sind immer noch da, sie waren nur mit der vielen Arbeit zugedeckt – neben den vielen schönen Dingen, die Sie sich erträumt haben, wo Sie immer gedacht haben, vielleicht kommt's ja noch.

Ptn: (Versucht, sich wieder zu beherrschen)

Th: Und die Kraft, die es kostet, so gefaßt zu sein –
und die Erleichterung, die es bringt, alles einfach jetzt so gehen zu lassen –
es sind auch ganz tiefe Gefühle – und jeder hat das Recht auf solche Gefühle –
sie gehören zum Leben und sind etwas ganz Menschliches.

Ptn: (Weint wieder stärker) *Ich schaff das nicht mehr – o Gott!*

Th: Das ganze Leid, das in diesen Schmerzen liegt.

Ptn: Ich pack' das nicht.

Th: Und all diese Sehnsüchte.

Ptn: (Noch weinend) *Ich schaff's nicht* (greift zum Taschentuch).

Th: Und das auch zu zeigen, wie es einem wirklich geht –
wie gut es tun kann, nicht alleine zu sein, und zu lernen, wieder an sich zu denken –
Kinder können das so gut – und dieses Kind, das jeder in sich hat, wieder zu entdecken – was es alles braucht. Und Sie brauchen die Zeit jetzt –
wo Sie so lange gewartet haben –

diese starken Gefühle zu erleben –
zu spüren, wie das Weinen von ganz alleine mit der ganzen Kraft sich zeigt –
als ob es gar nicht aufhören will.

Ptn: (Läßt die Arme sinken)

Th: *Und gerade wenn alles so schwer wird, merkt man, wie leicht es ist, so richtig weinen zu können – und die Zeit zu vergessen, einfach die Zeit vergessen – so als ob da jetzt eine eigene Welt ist, wo es gar keine Zeit mehr gibt –*

Kom: Mit den letzten Äußerungen versuchte ich, der Klientin die Angst zu nehmen, daß die Sitzung gleich zu Ende sein könnte. Ich wollte ihr die Möglichkeit bieten, diesen Prozeß auch ohne Druck abzuschließen. Zum anderen sind ihre Suizidgedanken mit dem Bedürfnis verbunden gewesen, ganz ohne Zwänge oder Verpflichtungen zu sein. Daß diese Möglichkeit auch im Leben zu finden ist und nicht erst im Tode, sollte sie dadurch erfahren können.

Dies waren etwa 20 Minuten eines Prozesses, der insgesamt eine volle Stunde dauerte. Als ich dieses Transkript zum erstenmal las, stellte ich fest, daß auf dem Papier viele Formulierungen sehr überzogen wirken, während sich das Gespräch (soweit man davon sprechen kann) vom Band ganz natürlich anhörte. Ich vermute, daß dieser Eindruck beim Leser noch viel stärker sein wird und dabei vielleicht sogar Skepsis aufkommt. Ich denke zum einen, daß gerade im Umgang mit Gefühlen von Patienten jeder seinen eigenen Stil entwickeln muß, der zu ihm als Person paßt, und zum anderen, daß die Vermittlung psychotherapeutischer Verfahren über Bücher spätestens hier offensichtliche Grenzen zeigt. Geschriebenes hat einfach eine andere Qualität und Wirkung als Erlebtes.

Zu einem Zeitpunkt, wo ich den Eindruck hatte, daß die Patientin sich kaum mehr hinderte, ihren Schmerz zu empfinden, legte ich ihr meine rechte Hand zwischen die Schultern. Dies tue ich, um die Gefühle noch zu verstärken, und auch nur dann, wenn ich sicher bin, daß dies die Beziehung zum Patienten nicht stört. Wenn ich dann merke, die Patienten kommen zu diesem befreiten Gefühl, das sich nach einem wirklich unkontrollierten Weinen in der

Regel einstellt, nehme ich meine Hand wieder weg, um der Entwicklung der Gefühle von Autonomie, wie sie in dieser Phase normalerweise stattfindet, nicht im Wege zu sein. Früher fand ich *Körperkontakt* zu Klienten als etwas, das man besser vermeiden sollte, damit keine Mißverständnisse entstehen können. Heute sehe ich in solchen Interventionen, wenn sie angemessen sind und gleichzeitig mit der nötigen Distanz eingesetzt werden, als eine zusätzliche Bereicherung für den Umgang mit früheren psychischen Verletzungen des Patienten.

Die Patientin erzählte in der nächsten Sitzung, sie wisse gar nicht mehr, wie lange sie das letzte Mal geblieben sei und was ich alles zu ihr gesagt hätte. Dies könnte zunächst für ein intensives Tranceerleben (Zeitverzerrung, Amnesie) sprechen. Das Wichtigste war für mich jedoch ihre Mitteilung, daß sie zwar immer noch viel weinen müsse, aber, wenn sie jetzt weine, dies viel befreiender für sie sei. Als sie erfuhr, daß die letzte Sitzung länger als üblich gedauert hatte, meinte sie, es sei beschämend für sie, wieviel Geduld ich aufbringen würde und daß ich auch noch wegen ihr länger in der Praxis bleiben müsse. Ich erzählte ihr, daß ich an diesem Tag erst um 11 Uhr angefangen hatte zu arbeiten und ich sehr wohl darauf achte, daß ich mich nicht überarbeite, um mich auch auf länger dauernde Gespräche noch einstellen zu können. Ich besprach in dieser Sitzung auch noch ihre Gefühle von Peinlichkeit, wenn sie im Beisein anderer Personen weinen müsse, und sagte ihr, daß ich es als Zeichen von Vertrauen verstehe, daß sie mir erlaubt hat, sie so erleben zu dürfen.

Ich habe mit der Möglichkeit der indirekten Tranceinduktion sehr gute Erfahrungen gemacht bei der Einleitung und Unterstützung solcher Prozesse. Für zwingend notwendig halte ich einen solchen Einstieg allerdings nicht. Wer diese therapeutischen Fertigkeiten nicht besitzt, kann den Klienten auch durch geeignete Formulierungen an seine Gefühle heranführen:

»Ihre Augen zeigen wahrscheinlich nur einen ganz kleinen Teil von dem tiefen Schmerz, den Sie innerlich empfinden.«

oder:

»Viele, die sich in einer ähnlich schwierigen Situation wie Sie be-

finden, erzählen, daß sie schon lange nicht mehr geweint haben und daß sie auch oft gar nicht wissen, ob sie solche Gefühle noch haben.«

Auch wenn hinter den depressiven Anteilen der psychischen Problematik ein großer Teil an Wut vermutet werden kann, so sind sich die meisten, die mit Suizidalen arbeiten, einig, daß ein Hinlenken auf die *aggressiven Impulse* erst im Laufe einer späteren Therapie sinnvoll ist (vgl. Reimer 1986, S. 167). Wenn Aggressionen jedoch im Gespräch auftauchen, sollte man Freiräume zum Ausagieren schaffen (vgl. Heinrich 1990). Therapeuten, die das *Ausleben von Wut* durch das entsprechende Bearbeiten von Kissen (oder ähnlichen geeigneten Praxiseinrichtungen) schon an der eigenen Person als befreiend, erleichternd und sogar als beziehungsfördernd erlebt haben, wird es leichter fallen, solche Interventionen anzubieten. Ich konnte in diesem Punkt meine eigene Skepsis (Angst) durch entsprechende Erfahrungen in Encounter-Gruppen abbauen (auch Gestalt-Gruppen oder die Dynamische Meditation sind gute »Kandidaten«).
Die Attributionen, welche der Klient bei seinen Erfolgen und Mißerfolgen äußert, können mir weitere Hinweise auf seine *Gefühle von Hoffnungslosigkeit* oder ein *vermindertes Selbstwertgefühl* geben. Nach der schon oben erwähnten Theorie der ›Gelernten Hilflosigkeit‹ (s. S. 34) neigen Depressive überdurchschnittlich häufig zu den selbstabwertenden internal-stabilen Attributionen bei Mißerfolgserlebnissen (vgl. Dorrmann 1987a). Sie sagen zum Beispiel häufiger: *»Ich bin einfach unfähig«*, *»Das habe ich noch nie gekonnt«*, *»Mir hat es schon immer an Willenskraft gefehlt«* oder *»Ich bin einfach nicht so belastbar«*. Das heißt, sie erklären diese Ereignisse mit ihrer eigenen Unfähigkeit, was natürlich zu erheblichen *Schuldgefühlen* führen kann. Gefühle von Hoffnungslosigkeit werden vor allem durch external-stabile Attributionen erzeugt, indem also stabile äußere Ereignisse zur Erklärung herangezogen werden: *»In dieser Welt muß man ja untergehen«*, *»Die Leute sind einfach so verschlossen«* oder *»Das ist so, da ist auch nichts zu ändern«*. Die entsprechende Intervention besteht darin, daß ich nun allen Attribuierungen, die sich psychohygienisch günstiger auswirken, besondere Aufmerksamkeit zukommen lasse

(vgl. Dorrmann, 1987b). Sagt ein Klient zum Beispiel: »*Vielleicht hätte ich besser zeigen sollen, daß ich mich unterhalten wollte*« (internal-variable Attribution), so kann ich das etwa so aufgreifen: »*Das könnte eine gute Idee sein. Wissen Sie denn, wie Sie das besser hätten zeigen können?*«
Manchmal provoziere ich den Patienten mit Fragen wie

> »*Wer hat Ihnen das beigebracht zu glauben, daß Sie unfähig sind?*«
> »*Denken Sie, daß das angeboren ist?*«

oder ich konfrontiere ihn mit meiner eigenen Ansicht:

> »*Ich kann das nicht so sehen, daß Sie unfähig sind. Sie haben sicherlich viele Mißerfolge erlebt, aber ich denke, daß das etwas damit zu tun hat, daß Sie Ihre Energie und Fähigkeiten da eingesetzt haben, wo gar nichts zu verändern war.*«

Zu einem späteren Zeitpunkt der Therapie und insbesondere zur *Rückfallprophylaxe* erkläre ich dem Klienten das gesamte Konzept, um ihn selbst zu befähigen, seine Attribuierungen zu beobachten und zu verändern.

3.7 Brücken bauen

Am Schluß einer solchen Sitzung, wie sie im vorhergehenden Kapitel dargestellt wurde, kann es angebracht sein, dem Patienten eine ›Brücke‹ zu bauen, wie dies z. B. auch Beck (1981) als eher allgemeine Strategie im Umgang mir Suizidalen vorschlägt. Einige Techniken dazu habe ich schon im Kapitel 3.4 angesprochen.
Es gibt hier zwei verschiedene Möglichkeiten; man kann Perspektiven für die nächste Sitzung oder auch Anregungen für die Zeit zwischen den Sitzungen geben:

> »*Wenn Sie jetzt gehen, setzen Sie sich nicht gleich ins Auto. Nehmen Sie sich ein bißchen Zeit zum Spazierengehen, oder setzen Sie sich irgendwo ungestört auf eine Bank. Ich bin morgen um 10 Uhr wieder in der Praxis. Rufen Sie mich kurz danach an und erzählen Sie mir, wie es Ihnen ergangen ist?*«

In diesem Gespräch kann ich abklären, ob weitere Brücken notwendig sind oder sogar ein kurzes tägliches Treffen (vgl. Kap. 3.4) angemessen sein könnte.
Meist reicht es aber als weitere Brücke, eine *einfache Aufgabe* vorzuschlagen, die der Patient bis zur nächsten Sitzung durchführen kann. Ich wähle in der Regel etwas, von dem ich weiß, daß es mit einer größeren Wahrscheinlichkeit eintreten wird, und schlage eine therapeutisch sinnvolle Modifikation vor:

> *»Wenn Sie wieder weinen müssen, dann suchen Sie sich einen Platz, wo man Sie nicht hören kann. Vielleicht können Sie sich dabei im Bett verkriechen und sich so gut zudecken, daß Sie wirklich so laut weinen können, wie ihr Körper es braucht, und danach die Erleichterung um so mehr spüren.«*

Da bei allen meinen Sitzungen der Recorder mitläuft, habe ich immer die Möglichkeit, dem Klienten die *Sitzung auf Kassette zum Anhören* mitzugeben. Ich tue dies bei Suizidalen insbesondere dann, wenn ich glaube, daß der Klient sich mit seinen Argumenten und den in der Sitzung gewonnenen Einsichten weitergehend auseinandersetzen sollte.
Im Grunde stellt dies eine ergänzende Fortsetzung der Strategie ›Konfrontation‹ dar (s. Kap. 3.5). Dabei sollte man beachten, daß manche Klienten sehr schockiert sind, wenn sie zum erstenmal ihre eigene Stimme hören. Wenn ich Bedenken habe, daß dies die vorhandene negative Selbstbewertung noch zusätzlich drücken könnte, aber auf diese Intervention nicht verzichten will, ist es notwendig, die Klienten darauf vorzubereiten. Ich sage dann, daß es ganz normal ist, daß man seine eigene Stimme nicht erkennt und sie einem meist viel zu hoch in der Tonlage vorkommt.
Die Erstellung einer Pro-und-Contra-Liste, die man dann in der nächsten Sitzung besprechen könnte, wurde als Möglichkeit schon erwähnt (s. Kap. 3.2).
Beck (1981) schlägt vor, an passender Stelle mit folgender Bemerkung zu intervenieren:

> *»Das ist eine interessante Frage. Ich habe darüber gewisse Ideen, aber wir werden uns das nächste Mal ausführlicher damit befassen. Wären Sie bereit, bis zu unserer nächsten Sitzung eini-*

ge Ihrer eigenen Gedanken zu dieser Frage zu notieren?« (a.a.O., S. 264)

Eine weitere Möglichkeit, Perspektiven aufzubauen, besteht darin, *mehrere Termine* zu vereinbaren, um dem Patienten die Sicherheit zu geben, daß er in nächster Zeit einen Gesprächspartner haben wird. Dies sollte jedoch nur als Angebot formuliert werden, damit Patienten, die sich dadurch zu sehr festgelegt fühlen, auch ablehnen können. *Ein* Termin jedoch sollte immer vereinbart werden und, wenn nötig, ein mündliches Versprechen dazu eingeholt werden (vgl. auch Kap 3.3):

> *»... das wäre in einer Woche. Muß ich mir da Gedanken machen, daß Sie vielleicht nicht wiederkommen, weil Sie sich zwischenzeitlich umgebracht haben?«*

Richman (1986, S. 124) schildert den Fall einer Klientin, die an einem Freitag anrief und einen neuen Termin wollte, weil sie sehr depressiv sei. Als er ihr den Montag vorschlug, meinte sie: »Ich werde da sein, wenn ich dann noch am Leben bin.« – »O. K.«, sagte er, »und wenn nicht, dann sehe ich Sie dienstags.« Die Klientin habe daraufhin herzlich gelacht und sich diesen Witz auf ihre Weise erklärt. Der Autor betont, daß eine solche Intervention natürlich nur möglich war, weil er an den Lebenswillen der Klientin glaubte. Offensichtlich hatte ihre Äußerung eher eine manipulative Funktion. Dies zu Beginn einer therapeutischen Beziehung abzuschätzen erscheint schwierig, weshalb ein stützendes Vorgehen hier immer die Regel sein sollte.

Im allgemeinen verwende ich Bücher (inzwischen auch spezielle Videos) sehr gerne zur wirksamen Ergänzung meiner Arbeit. Bei suizidalen Klienten allerdings halte ich *bibliotherapeutische Interventionen* für unpassend, auch wenn sie zunächst für eine Überbrückung der Zeit bis zur nächsten Sitzung als recht praktikabel erscheinen. Nach meiner Erfahrung führt ein solches Angebot durch den Therapeuten selbst, gerade bei den mit Selbstwertproblemen kämpfenden Suizidalen, zu einem Gefühl der Zurückweisung oder erweckt den Eindruck anonymer Abfertigung. Da es inzwischen aber wirklich einige sehr brauchbare Bücher für Klienten gibt, auf die ich auch nicht verzichten möchte (vgl. Anhang D),

habe ich mich entschlossen, sie in der Praxis auszulegen, womit ich diesem Problem aus dem Weg gehe.
Ein Problem, das man keinesfalls außer acht lassen sollte, stellen die *medikamentösen Brücken* dar, welche viele Patienten schon vor dem Erstgespräch von ihrem Arzt erhalten haben, insbesondere dann, wenn die Patienten von einer solchen Maßnahme gar nicht überzeugt sind. Ich betone in solchen Fällen die vorübergehende Notwendigkeit solcher Hilfen:

> *»Ihr Arzt hat da wirklich sehr umsichtig und verantwortungsvoll gehandelt. Sicherlich hat er gespürt, in welch schwieriger Lage Sie sich befinden. Er konnte auch zu diesem Zeitpunkt nicht wissen, wie schnell Sie Gespräche bei einem Psychotherapeuten bekommen. Ich denke, er wollte Sie mit dieser Art, die Zeit zu überbrücken, auch einfach schützen.«*

Die Frage ist natürlich, wie lange für den Patienten eine solche Brücke notwendig ist. Als psychologischer Psychotherapeut gebe ich in keinem Fall Ratschläge in irgendeine Richtung, ohne mich selbst mit dem behandelnden Arzt abgesprochen zu haben, und ich bin der Meinung, daß dies gerade in solchen Fällen auch unter den ärztlichen Kollegen so gehandhabt werden sollte. Ich vermeide eine Verunsicherung des Patienten und erhalte oft von Hausärzten, die ihre Patienten ja schon viel länger kennen, relevante Informationen, die der Patient mir im ersten Kontakt vielleicht noch nicht mitteilen wollte:

> *»Ich verstehe natürlich Ihre Bedenken und bin mit Ihnen auch einer Meinung, daß es gut ist, wenn Sie möglichst bald wieder auf diese Medikamente verzichten wollen. Ich werde auf jeden Fall mit Ihrem Arzt sprechen, damit er auch meine Einschätzung Ihrer Situation kennenlernen kann. Es ist allerdings zuvor notwendig, daß Sie mich und Ihren Arzt von der Schweigepflicht entbinden. Ich gebe Ihnen dazu nachher noch ein Formular, auf dem Sie das unterschreiben können.«*

Diese Zusammenarbeit ist spätestens immer dann angezeigt, wenn sich ein Patient (auch ein nichtsuizidaler) in irgendeiner Weise über einen Kollegen beklagt. Es ist nicht nur eine Sache von Fairneß, sich mit diesem Kollegen in Verbindung zu setzen, sondern dient in erster Linie dem Wohle des Patienten. Ich konnte auf diese Art viele Mißverständnisse klären helfen und auch eigene Fehler im therapeutischen Vorgehen vermeiden.

3.8 Deutungen und Umdeutungen

Im Kontext des psychoanalytischen Therapie- und Denkansatzes, in dem Deutungen die zentrale Interventionsmethode darstellen, hat Heinz Henseler ein eigenes Konzept zur Erklärung von Suizidalität erarbeitet (Henseler 1974). Anhand von Fallbeispielen beschreibt er, wie solche *Deutungen innerhalb psychoanalytisch orientierter Krisenintervention* zu einer Entlastung des Patienten beitragen können (Henseler 1981). Er geht hier davon aus, daß man das bewußt angegebene Suizidmotiv nicht als die eigentliche bzw. vollständige Begründung für die Suizidhandlung betrachten darf:

> »... Es läßt sich immer wieder bestätigen, daß die bewußte Konfliktsituation in aller Regel einen Anlaß darstellt, an dem sich eine längst vorhandene, aber unbewußte Konfliktthematik neu entzündet. Diese unbewußte Grundproblematik gilt es zu erschließen, wenn die suizidale Krise verständlich werden soll. Krisenintervention hätte dann die Aufgabe, mit dem Patienten dieses Verständnis zu erarbeiten und Folgerungen daraus zu ziehen.« (A.a.O., S. 138)

Henseler schlägt drei Möglichkeiten vor, mit denen sich die Suche nach dem Hauptproblem des Patienten, dem unbewußten Konflikt, erleichtern läßt (vgl. S. 138 ff.):

(1) ›Die Suche nach dem kränkenden Anlaß‹: Sie sei zunächst durch Vorurteile über Hintergründe von Suizidhandlungen, durch vorschnelles Verantwortlichmachen äußerer Belastung und durch Abwehrvorgänge beim Patienten selbst erschwert. Von der Hypothese einer narzißtischen Kränkung (Henseler 1974) ausgehend, habe man den Patienten jedoch zu fragen: Was hat ihn kurz vor der Suizidhandlung so gekränkt, daß er glaubte, nicht mehr leben zu können? Oft sei dem Patienten das entsprechende Erlebnis nicht mehr bewußt. Die Erfahrung aber, daß solche Anlässe nur

Minuten oder Stunden, selten wenige Tage zurückliegen können und daß es wirklich nur um unerträgliche Kränkungen gehe, erleichtere die Suche. – In dem angeführten Fallbeispiel zeigt der Autor, wie er den Suizidversuch eines jugendlichen Patienten als ›mannhafte‹ Tat und damit als unbewußte Lösung für dessen bisher abgewehrte Männlichkeitszweifel erkannte. Die mit diesen Zweifeln in Verbindung stehende Kränkung war durch einen Streit des Patienten mit seiner Freundin entstanden, die ihm vorwarf, daß immer sie diejenige sei, die ihn verführen müsse. Das Bewußtmachen der Bedeutung des Streites für die Suizidhandlung war die Grundlage für die Bearbeitung seiner Kränkbarkeit und seines narzißtischen Problems in den folgenden Sitzungen.

(2) ›Die Suche nach dem gemeinsamen Nenner‹: Wenn Patienten mehrere Suizidversuche oder suizidale Krisen hinter sich haben, versucht Henseler, aus den Schilderungen der bewußten Anlässe die unbewußte Grundproblematik zu erschließen. Auch dies sei erschwert durch die Tendenz zur Verheimlichung, aber auch durch die Verdrängung und Abwehr solcher Ereignisse durch den Patienten. – Aus den suizidalen Krisen eines 66jährigen Mannes, die aus unterschiedlichsten Anlässen entstanden, konnte der Autor die Angst erkennen, einem ähnlichen Scheitern zu erliegen wie der Vater des Patienten. Dieser hatte das Augenlicht verloren, als der Patient vier Jahre alt gewesen war. Die daraus erwachsenen Schwierigkeiten für die Familie waren für den Patienten über das gesamte Leben hindurch als Drohung erhalten geblieben.

(3) ›Die Beobachtung der Interaktion‹: Durch wohlwollende Interessiertheit sowie eine unstrukturierte Gesprächsführung (wohl im Sinne von Rogers 1973) schafft der Autor zunächst eine Situation, in der sich die unbewußte Problematik in der Interaktion schnell entfalten kann. Diese erschließt er nicht nur aus dem, was der Patient berichtet, sondern vor allem daraus, wie, wann und in welchem Zusammenhang er etwas erzählt, welche Themen er ausspart, ob sich Grundthemen, Widersprüche, Zögern, Ausweichen, Ängstlichkeiten erkennen lassen und welche Art der Übertragung und Gegenübertragung stattfindet. Diese Technik setze sehr viel therapeutische Erfahrung und Selbsterfahrung voraus. – Ein 27jähriger Mann, der sich zum ersten Mal verliebt hatte, bei der

Frau aber keine Erwiderung fand, kam mit suizidalen Absichten zum Erstgespräch. Aufgrund seines monologisierenden Verhaltens sowie seiner idealisierenden Selbstdarstellung bot ihm der Autor die Deutung an, daß sein eigentliches Problem darin bestehe, »daß er immer gezweifelt habe, ob er ein richtiger Mann sei. Die Frau habe ihm erstmals das Gefühl gegeben, einer zu sein. So unbedingt wiedergewinnen wolle er die Frau doch deswegen, um seine alten quälenden Zweifel an seiner Männlichkeit zu beschwichtigen.« Er fragte ihn, ob es nicht besser wäre, die Herkunft der Zweifel und deren Berechtigung zu überlegen. Der Patient habe mit Betroffenheit und Zustimmung reagiert. In den weiteren Gesprächen sei dann nicht mehr die Suizidalität oder die unglückliche Liebe, sondern seine auf weibliche Verhaltensweisen hin orientierte Erziehung durch die Mutter zum Thema geworden.

Voraussetzung ist bei diesem Ansatz natürlich eine gewisse Routine in psychoanalytischem Denken. Unerfahrenheit im Umgang mit Deutungen schlägt sich nicht nur in Fehlinterpretationen nieder, sondern führt auch oft dazu, daß durchaus passende Hypothesen zu früh angeboten und vom Patienten als Beurteilungen im Sinne von Abwertungen (= weitere Kränkung) verstanden werden. Die beste Lösung ist natürlich, wenn der Patient im Laufe des Gesprächs selbst erkennen kann, welche *Unterschiede zwischen Anlaß, Motiv und Ursache* seiner suizidalen Krise bestehen. Eine Zwischenlösung schlägt Henseler in einer theoretischen Nachbearbeitung einer mißglückten, weil zu frühen und damit kränkenden Deutung vor:

> *»Ich habe den Eindruck, daß ein richtig gutes Gespräch zwischen uns, mit wechselseitigen Überlegungen zu Ihrer Situation und wie es zu ihr gekommen ist, nicht aufkommen darf, weil Sie meinen, da könnte für Sie etwas Wichtiges in Frage gestellt werden.«*
> (Reimer und Henseler 1981, S. 176)

Eine solche Deutung, meint er, hätte den Patienten vielleicht nicht überfordert, sondern ihn bewogen, sich auf die weiteren Überlegungen einzulassen.

Im *Neurolinguistischen Programmieren* wird diese Art der Interventionsstrategie unter dem Begriff ›inhaltliches Reframing‹ geführt; es ist zu unterscheiden von einer weiteren Art, dem soge-

nannten ›Sechs-Schritt-Reframing‹, auf das ich im nächsten Kapitel eingehen werde. Beim *inhaltlichen Reframing* geht es darum, die Bedeutung eines Ereignisses zu verändern, um damit die Reaktionen und Verhaltensweisen des Menschen zu verändern. Die Strategie besteht darin, den Rahmen (engl.: ›frame‹) zu verändern.
Eine inzwischen sehr übliche therapeutische Intervention ist es, den Klienten seine *Krise als Chance* wahrnehmen zu lassen. Wenn ich Klienten bitte, zu erzählen, wann es ihnen schon mal ähnlich schlecht gegangen ist, oder wenn ich dies schon aus der Anamnese weiß, frage ich nach, was denn das Wichtigste wäre, was sie aus dieser Zeit gelernt hätten. Es ist selten, daß hier nichts berichtet wird. Und ich sage dann:

> *»Wenn Sie sich genau erinnern, dann wissen Sie auch, daß es ganz normal ist, daß man in der Dunkelheit* (oder: *in diesem Festgefahrensein*) *einer solchen Krise gar nicht sieht* (oder: *merkt*), *worin das rettende Licht bestehen könnte* (oder: *wie es weitergehen könnte*). *Erst hinterher wissen wir wirklich, was wir in dieser schwierigen Zeit für unser weiteres Leben gelernt haben, welche Chancen uns so eine Krise bieten kann.«*

Gelegentlich erzähle ich auch noch, daß es in China ein Schriftzeichen gibt, welches sowohl für den Begriff ›Krise‹ als auch für ›Chance‹ steht. Es komme also ganz auf die Sicht an. Bei dieser Intervention erhält die aktuelle Krise dadurch eine andere Bedeutung, indem man ihren Rahmen erweitert, und zwar gleichermaßen in die Vergangenheit – die Krise wird neben andere gestellt – und in die Zukunft: es wird die Erwartung aufgebaut, daß es in dieser Krise etwas für das weitere Leben zu lernen gibt.
Suizidalen, deren Problem vor allem darin besteht, daß sie die Welt nicht so akzeptieren können, wie sie ist, sage ich manchmal:

> *»So wie ich Sie bisher verstanden habe, scheint mir, daß Sie sich einer sehr großen Aufgabe verschrieben haben. In der Geschichte gibt es viele Persönlichkeiten, die es z. B. auch nicht ertragen konnten, daß solche Ungerechtigkeiten in der Welt existieren. Vielleicht ist Ihr Wunsch, nicht mehr leben zu wollen, eigentlich nichts anderes als ein Wunsch nach einer ewigen Gerechtigkeit oder Frieden.«*

In der ›rational-emotiven Therapie‹ (RET; Ellis 1977) spricht man von LFT-Klienten (›low-frustration-tolerance‹). Dem Klienten versucht man dann nachzuweisen oder mit bestimmten Techniken zu vermitteln, daß alle Sätze, welche ein *»Die Welt sollte ...«* beinhalten, ›irrational‹ und ›unsinnig‹ sind (vgl. Wahlen, Di Giuseppe und Wessler 1982, S. 139 f.). Ich finde diese Strategie bei Suizidalen erst als zweiten Schritt angebracht. Zunächst versuche ich meine Wertschätzung zu vermitteln, indem ich zum Beispiel auch sage:

> *»Da haben Sie mit vielen, die sich umbringen wollen, eine Gemeinsamkeit: Sie wollen im Grunde den Himmel auf Erden erreichen, und das ist für sich genommen auf jeden Fall eine sehr anerkennenswerte Absicht.«*

In einem Fallbericht zeigt Wolfgang Milch (vgl. Milch 1988, S. 16), daß die Entscheidung für den Tod manchmal auch als *erste wichtige eigenständige Entscheidung im Leben eines Menschen* verstanden werden kann. Genau dies zu spiegeln, kann den Klienten bewegen, seine Suizidwünsche aus einer relativierteren Sicht zu betrachten, und gleichzeitig alternative Lösungsmöglichkeiten eröffnen. In ähnlicher Weise war z. B. bei der Klientin eines Kollegen, den ich supervidierte, die *»Vorstellung eines eigenen ruhigen Plätzchens am Friedhof«* das entscheidende Motiv für ihre Suizidgedanken. Sie war im Kinderheim aufgewachsen und später von überbehütenden Pflegeeltern adoptiert worden, bei denen sie ebenfalls nie einen ungestörten Platz für sich haben konnte. Die Therapie bestand somit vorwiegend in der Schaffung solcher Freiräume bis hin zum eigenen persönlichen Telefon innerhalb der Familie.

Da sich Patienten im präsuizidalen Zustand vor allem als machtlos erleben, ist es für sie sehr überraschend, wenn ich ihre Entscheidung für einen Suizid gleichzeitig als *Möglichkeit grenzenloser Freiheit* interpretiere:

> *»Eigentlich können Sie jetzt ja wirklich tun und lassen,was Sie wollen. Sie können Ihrem Chef endlich ehrlich die Meinung sagen, ohne sich um die Konsequenzen kümmern zu müssen. Eigentlich sind Sie jetzt freier als kaum irgend jemand.«*

So gab Erickson seiner Klientin mit der Zahnlücke (s. Kap. 3.2, S. 52) die Aufgabe, so lange zu Hause im Badezimmer zu üben, Wasser durch ihre Zahnlücke zu spritzen, bis sie es zwei Meter weit schaffen würde. Sie hielt dies zwar für albern, ließ sich aber darauf ein: »... vielleicht gerade, weil es ihr so absurd erschien ...«, meint Haley (a.a.O., S. 77), der von diesem Fall berichtet. Erickson wußte, daß es einen Mann gab, für den sich die Klientin interessierte. Sie traf ihn öfter beim Trinken am Wasserspender in ihrer Firma, und es gab Anzeichen dafür, daß er sich auch für sie interessierte. Als sie so weit war, daß sie mehr auf ihr Äußeres achtete und sie die Aufgabe erfüllt hatte, sagte Erickson, daß sie am nächsten Montag diesem Mann einen Streich spielen solle, indem sie ihm beim Wasserspender auflauern und ihn dann unter Verwendung ihrer neuen Kunst richtig naßspritzen sollte. Irgendwie fand die Klientin Gefallen an dieser Idee, vielleicht weil die Aufgabe zu ihren negativen Gefühlen gegenüber Männern paßte und sie ja auch, zumindest nach ihrem Gefühl, nichts zu verlieren hatte. Der junge Mann reagierte spontan: Er beschimpfte sie, rannte ihr nach, hielt sie fest und küßte sie dann. Der heftige Flirt – am nächsten Tag bespritzte er sie aus dem Hinterhalt mit einer Wasserpistole – führte (laut Haleys Bericht) nach wenigen Monaten zu einem Eheversprechen (vgl. a.a.O., S. 76 ff.).

Der Grundgedanke, der hinter dieser Intervention steckt, findet sich neben anderen auch im nächsten Kapitel, wenn es darum geht, im transaktionsanalytischen Sinne das ›Kind-Ich‹ des Klienten für eine Kooperation zu gewinnen. Wie man das macht, kann man auch von einem der Bremer Stadtmusikanten lernen, dem Esel nämlich, der den jammernden Haushahn mit den Worten überzeugt: »Ei was, du Rotkopf, zieh lieber mit uns fort, wir gehen nach Bremen, *etwas Besseres als den Tod findest du überall*; du hast eine gute Stimme, und wenn wir zusammen musizieren, so muß es eine Art haben.«

3.9 Arbeit mit Teilen der Persönlichkeit

Sehr viele Therapieschulen haben den praktischen Nutzen einer Aufteilung der Persönlichkeit in einzelne Teile erkannt, was sich dort u. a. in Begriffen wie ›Es – Ich – Überich‹, ›Bewußtes – Unbewußtes‹, ›Eltern-Ich – Erwachsenen-Ich – Kind-Ich‹ zeigt. Im *Neurolinguistischen Programmieren* hat dies seinen Niederschlag im ›Sechs-Schritt-Reframing‹ gefunden. Hier wird eine Umdeutung dadurch erreicht, daß der Klient angeleitet wird zu erkennen, daß in seiner Persönlichkeit ein Teil existiert, der die Hauptverantwortung für das Problem hat, aber im Grunde etwas Gutes für die Gesamtheit aller Teile erreichen will. Wer sich näher für den Ablauf dieser Intervention interessiert, sei auf das Buch von Bandler und Grinder (1985) verwiesen. Ich möchte hier nur die Idee an sich aufgreifen, weil man damit suizidalen Klienten einige erleichternde Einsichten über ihre innerpsychische Struktur vermitteln kann.

Wenn Klienten auf die Frage, was sie wollen, antworten: *»Eigentlich will ich mich nur noch umbringen«*, dann ist im ambulanten Setting folgende Intervention immer möglich:

> *»Das hört sich so an, als ob es gar keine anderen Wünsche mehr für Sie gibt. Aber dann frage ich mich, wer hat Sie eigentlich hierhergebracht?«*

Wenn ich dann höre, daß der Klient freiwillig hier ist, sage ich:

> *»Es scheint also einen Teil in Ihrer Person zu geben, der sich umbringen will, und einen anderen, der erst mal genauer gucken will, welche anderen Möglichkeiten sich noch auftun könnten?«*

Genausooft aber sagen Klienten, daß sie geschickt worden seien (vom Partner, von Ärzten etc.). Ihnen kann ich gleichermaßen begegnen:

> *»Es scheint also einen Teil in Ihrer Person zu geben, der sagt: Probier doch mal aus, was Deine Frau sagt, vielleicht ist das ja doch noch eine Möglichkeit?«*

Klienten, die behaupten: *»Ich mache anderen nur Probleme, deshalb bin ich unnütz«*, können manchmal sogar gute Gründe anführen, weshalb dies so sei. Wenn man versucht, Gegenargumente auf der gleichen Ebene zu finden, hat man sehr selten eine Chance. Deshalb ist es günstiger, die Ebene zu wechseln:

»Sie sind also selbst nichts (mehr) wert? – Wer trifft eigentlich dieses Urteil? Ist dieser Teil von Ihnen auch nichts wert?«

Man kann den Klienten dann in den Widerspruch verwickeln, daß er diesen Teil seiner Persönlichkeit, der ja eigentlich ein sehr hochstehendes moralisches Bewußtsein und zusätzlich auch Intelligenz besitzen dürfte, auch gleich mitumbringen würde.
Hat der Klient akzeptiert, daß es wohl einen Teil von ihm geben muß, der über sein Vorhaben ganz anders denkt, dann arbeite ich auf dieser Grundlage weiter, indem ich, wie es z. B. in der Gestalttherapie üblich ist, jenen Teil auf einem gegenüberstehenden Sessel als Imagination ›Platz nehmen lasse‹ und ein Gespräch zwischen beiden Teilen anleite. Zur Intensivierung des Erlebens sollte man sich beschreiben lassen, wie das spontan imaginierte Bild aussieht (Form, Größe, Farbe etc.). Der Teil kann sogar einen eigenen Namen bekommen, und sehr oft haben Klienten hier erstaunlich schnell einen entsprechenden Einfall. Wenn der Klient für Imaginationen nicht zugänglich ist, kann er auch immer selbst den Platz wechseln und die jeweilige Seite des angesprochenen Teils einnehmen:

»Wollen Sie diesem Teil, den Sie jetzt innerlich vor sich haben, den wichtigsten Grund nennen (oder: *die drei wichtigsten Gründe aufzählen*), *weshalb Sie sich umbringen wollen?«*

Wenn der Klient diese Gründe genannt hat, sage ich ihm, er solle den Teil fragen, was er gegen diese Gründe einzuwenden habe. Ziel des Gesprächs ist es, die bisherige Entscheidung des Klienten ins Wanken zu bringen bzw. neue Entscheidungsgrundlagen zu schaffen.
Hat der Klient das Gefühl, keine Kontrolle über seine suizidalen Impulse zu haben, so ist es günstiger, einen für diese Impulse verantwortlichen Teil in der Vorstellung zu externalisieren (dissoziieren) und dann mit ihm ähnlich zu verhandeln. Dabei muß es vor allem um die Frage gehen, was dieser Teil braucht, damit er davon Abstand nimmt, immer wieder auf die Möglichkeit einer Selbsttötung aufmerksam zu machen.

Ähnliche Strategien lassen sich bei Fanita English finden, die sich auf der Grundlage der *Transaktionsanalyse* sehr ausführlich zum Thema Selbsttötung äußert (English 1980, S. 129 ff.). Ihrer Meinung nach gibt es zwei grundverschiedene Arten von Suizidalität:

(1) Das Rückwärts-gezogen-Werden zum Nicht-Leben

(2) Das aktive Steuern auf den Tod zu

Mittels der transaktionsanalytischen Aufteilung der Persönlichkeit in Eltern-Ich, Erwachsenen-Ich und Kind-Ich lassen sich theoriespezifische Diagnosen mit entsprechenden Interventionen beschreiben:

(1) Das Kind-Ich hat zu wenig ›Lebe!-Streicheleinheiten‹ in dem Sinne »Wachse und werde selbständig!« bekommen. Der Brennstoff ist erschöpft, und Symptome wie Appetitlosigkeit und regressive Körpersymptome (Schlaf) sind die Folge.

Als Interventionen hält die Autorin in diesem Fall große Mengen an ›Streicheleinheiten‹ für sinnvoll sowie eine Art ›reparenting‹, bei dem eine Allianz mit dem ›unvergifteten Teil des Erwachsenen-Ich‹ eingegangen wird, mit dem Teil, der die rationalen Kognitionen beinhaltet, um sich gemeinsam Methoden zur Gewinnung von weiteren ›Streicheleinheiten‹, vor allem sozialer Verstärkung, auszudenken. Für den weiteren Verlauf der Therapie schlägt sie eine auf Selbstbefreiung hin orientierte Gruppentherapie vor, in der es um den Abbau von Selbstkritik, eigenen Schuldzuschreibungen und Leistungsanforderungen gehen müsse. Hinter allen Interventionen solle die Botschaft stehen: *»Du bist mir nicht gleichgültig. Lebe!«*

(2) Das ›Lebe!‹-Gebot wurde zwar deutlich vermittelt, es enthielt aber ›Kleingedrucktes‹. Der Klient meint, er sei es jemandem schuldig, sich umzubringen, weil er nicht O. K. sei.

In solchen Fällen beginnt die Autorin mit der Frage: *»Gut, du wirst irgendwann sicher sterben, aber warum hast du es so eilig?«* Danach versucht sie, mit ihrem ›Kind-Ich‹ eine Beziehung zum ›Kind-Ich‹ des Klienten aufzubauen, um dann gemeinsam Ideen

und Pläne bis zum Tod zu entwickeln. Hinter den Interventionen sollen die Botschaften stehen: *»Wage es nicht, dich umzubringen, es könnte voreilig sein!«* und: *»Du bist mehr O. K., als du vermutest.«*
Eine dritte Möglichkeit, suizidal zu werden, besteht nach English

(3) durch Erschütterung der existentiellen Grundeinstellung (grundlegende Werte), welche eine suizidale Zeitspanne nach sich ziehe und vorübergehend eine ernst zu nehmende Gefahr darstelle.

Zusammen mit dem ›Kind-Ich‹ des Klienten akzeptiert die Therapeutin, daß die Situation wirklich entsetzlich ist, aber sie versichert ihm auch, daß nach ihrer eigenen Erfahrung Lösungen zu finden seien. Im weiteren Verlauf versucht sie den Klienten zu konfrontieren, neue Einsichten zu vermitteln, z. B. daß diese Lage der Schlüssel zu viel Freude und Interessantem sein kann, und beim Klienten Neugier zu erzeugen, den Dingen auf den Grund zu gehen. Die Botschaft, die sie dabei vermitteln will, lautet: *»Die Lage ist grauenhaft. Ich habe das auch erlebt. Ich habe es überwunden, Du kannst das auch.«*
Fanita English bietet in diesem Zusammenhang auch ein Konzept, welches den ›erweiterten Suizid‹, bei dem andere mit in den Tod genommen werden, zu erklären versucht. Sie meint, daß die existentielle Krise dadurch bestimmt sei, daß ein Klient sich mit der Einstellung ›Ich bin nicht O. K. – Du bist nicht O. K.‹ konfrontiert sehe. Dies könne ihn dazu bringen, seine ›heiße Kartoffel‹ dem Opfer weiterzureichen:

(4) Die Aggression wendet sich gegen andere: *»Lieber werde ich dich töten als mich.«* Oder: *»Wenn ich schon sterben muß, dann werde ich dich mitnehmen.«*

In diesen Fällen richtet die Autorin ihre Fragen an das ›Kind-Ich‹ des Klienten: *»Wird es wirklich so viel Spaß machen, den anderen umzubringen?«* Die Lösung würde dann darin bestehen, *»vergnüglichere Alternativen«* zu finden. Dabei sei auf den Schutz des Klienten sowie eine eher permissive Haltung zu achten. – Dem ›Erwachsenen-Ich‹ des Klienten dagegen macht sie klar, daß der Tod etwas Endgültiges ist, daß die Tat Konsequenzen hat und daß die Reaktionen der Person nicht erlebt werden können.

Dies kann beispielsweise durch die Betonung des in dieser Beziehung vorherrschenden ›Eltern-Kind-Rapports‹ geschehen, was ich dann manchmal so konkretisiere: *»Es könnte sein, daß Ihr Partner wirklich erst in dem Augenblick merkt, in dem Sie ihn umbringen, wie sehr er Sie verletzt haben muß, aber er wird dann nie mehr die Möglichkeit haben, dies zu bereuen oder um Verzeihung zu bitten.«*
Einem Paar, mit dem ich arbeitete, sagte ich:

> *»Wahrscheinlich verstehen Sie, daß ich solche Andeutungen oder Drohungen nicht übergehen kann. Ich kann Ihnen andererseits nur hier die Gespräche anbieten, in denen Sie Ihren Konflikt bereinigen können. Wenn Sie tot sind oder Sie im Gefängnis, haben Sie nichts mehr von diesem Angebot.«*

Den Beschwichtigungen, die dieser Konfrontation folgten, begegnete ich damit:

> *»Welche Sicherheiten können Sie mir geben, daß Sie sich beide wirklich nicht in eine solche gefährliche Lage bringen?«*

Mit diesem Paar verbrachte ich dann die restliche Sitzung damit, darüber zu verhandeln, wie man das Gewehr, welches im Hause war und mit dem er seine Frau schon mal bedroht hatte, am besten beseitigen könnte. Beide beschlossen, daß sie es gemeinsam zerlegen werden und die Frau das sogenannte Schloß an einem ihm unbekannten Ort außerhalb des Hauses verstecken wird.
Besser, meint die Autorin, sei in solchen Fällen aber ein ›Kind-Kind-Rapport‹, den ich folgendermaßen in eine Intervention umsetzen würde:

> *»Manchmal ist die innere Wut und Verletztheit so groß, daß man den anderen am liebsten wegzaubern würde. – Aber eigentlich wollen Sie Ihren Mann ja verzaubern, so, daß er Ihren Vorstellungen entspricht oder sich so verhält. – Was müßten Sie eigentlich tun, damit Ihr Mann wieder sagen müßte, die Frau ist bezaubernd?«*

Neben diesen ernst zu nehmenden Selbsttötungsabsichten geht Fanita English auch auf ›Selbstmord-Drohungen als Bestandteile von Spielen‹ ein, wobei hier ›Spiele‹ im Sinne der »Spiele der Er-

wachsenen« von Eric Berne (1967) gemeint sind. Solche Drohungen würden sich irgendwann als funktional im Sinne der Gewinnung von irgendwelchen ›Streicheleinheiten für Ersatzgefühle‹ herausstellen. Aber auch hier empfiehlt die Autorin, zu Beginn der Beziehung eher verständnisvoll-akzeptierend als aufdeckend vorzugehen (vgl. English, a.a.O., S. 133 ff.).
Die einfachste Art, Klienten plausibel zu machen, daß es immer den inneren Zwiespalt, also mindestens zwei Teile, gibt, ist die Vorstellung davon, was der Körper tun würde, wenn man mit dem Verstand entscheidet, von einer Brücke ins Wasser zu springen, um sich umzubringen. Der Körper würde natürlich sofort anfangen, reflexartig zu paddeln und nach Luft zu schnappen. Es sind also immer die beiden Teile, Körper und Verstand, aktiv, und man könnte vielleicht sagen, sie kämpfen gegeneinander. Psychologisch ließe sich in diesen Kampf eine große Distanz zwischen Geist und Körper, ein ›Abgetrenntsein‹ (Dissoziation) interpretieren. Therapeutisch gesehen wäre das Ziel, wieder mehr Kontakt zum eigenen Körper zu bekommen. Alles, was diesem Ziel entspricht, könnte in der folgenden Therapie eingesetzt werden (sich eincremen, sich selbst umarmen, sich gut und gesund ernähren, sich ein ausgiebiges warmes Bad gönnen, sich massieren lassen etc.).

3.10 Arbeit mit inneren Bildern

Ein etwas bissiger Satz, den man meines Wissens dem Philosophen Bertrand Russell zuschreibt, lautet: »Die Psychologen haben in den letzten Jahren entdeckt, daß Menschen nicht nur Speichel absondern, sondern auch Gedanken.« Diese Bemerkung sollte wohl die Trivialität der sogenannten kognitiven Wende (in den 70er Jahren) einer zuvor behavioristisch orientierten Psychologie herausstreichen. Heute kann man den Satz ergänzen: Menschen produzieren nicht nur Körperflüssigkeiten und Kognitionen, sondern auch Imaginationen. Die Bedeutsamkeit der inneren Bilder wurde in der kognitiven Therapie, die sich vorwiegend auf ›irrationale Glaubenssätze‹ (Ellis 1977), ›automatische Gedanken‹ oder ›Selbstverbalisationen‹ (Meichenbaum 1977) beschränkt hatte, erst in den letzten Jahren entdeckt. Für meine klinische Arbeit bedeutete diese Entwicklung eine wesentliche Bereicherung, und ich verstehe sehr gut, daß es mittlerweile fast eine Mode geworden ist, mit imaginativen Verfahren und den damit eng verbundenen hypnotherapeutischen Techniken zu arbeiten.

Eine Strategie auf imaginativer Ebene, nämlich die der *Zeitprojektion*, wurde oben schon beschrieben (s. S. 72). Die in diesem Kapitel vorgestellten Interventionen sollten nur dann angewendet werden, wenn der Therapeut auch Vorerfahrungen in der Arbeit mit Imaginationen hat. Im besten Falle sollte er eine Ausbildung in Hypnotherapie, Neurolinguistischem Programmieren, Katathymem Bilderleben o. ä. abgeschlossen haben. Es würde den Rahmen des Buches sprengen, wenn ich an dieser Stelle auf alle Unregelmäßigkeiten oder Komplikationen, die bei der Anwendung solcher Verfahren auftauchen können, eingehen würde. Jedem, der sich zu einer solchen Intervention entschließt, sollte also die wichtigsten ›Regie-Prinzipien‹ beherrschen, die für Phantasiereisen zur Verfügung stehen.

Eine in der Literatur in Variationen immer wieder auftauchende Intervention (z. B. bei Bandler und Grinder 1985, S. 35) ist folgende: Man läßt den Klienten in seiner Vorstellung einen *Ort im Freien* aussuchen, mit dem er sich emotional sehr verbunden fühlt, und leitet ihn an, in Gedanken hinzugehen.

»Versammeln Sie an diesem Ort alle Menschen um sich, die Ihnen im Leben wichtig gewesen sind. –
Nehmen Sie dann einen bei der Hand. –
Schauen Sie ihm in die Augen und erzählen Sie von Ihrem Vorhaben, sich umbringen zu wollen. –
Vielleicht gibt es noch etwas anderes, was Sie ihm sagen wollen, – damit Sie mit der Art, wie Sie die Beziehung beenden, vollkommen zufrieden sein können. Falls Sie also etwas zu sagen haben, tun Sie es jetzt. –
Nehmen Sie sich die Zeit dafür, es so ausführlich zu tun, bis sie wirklich das Gefühl haben, jetzt ist alles gesagt. –
Betrachten Sie dann zusammen mit diesem Menschen die Zukunft, – wie sich die gegenwärtigen Ereignisse ohne Sie weiterentwickeln werden. –

Überlegen Sie sich, ob Sie dann noch irgend etwas tun möchten, um diese Ereignisse zu beeinflussen. –
Nehmen Sie sich nun die Zeit, das gleiche mit allen anderen Menschen zu tun, die Sie um sich versammelt haben – – –.«
Diese Intervention entspricht der generellen Strategie des ›Zeitgewinnens‹. Richard Bandler und John Grinder schreiben dazu: »Wenn der Klient wirklich sterben will, wird ihn all dies aufhalten, was er noch zu tun hat, damit sein Tod eine möglichst konstruktive Wirkung für seine Freunde und Verwandten hat. Wenn die Person nicht kongruent bereit ist zu sterben, wird Ihnen *(den Therapeuten; Anm. d. Verf.)* dieses Ritual viele Informationen über die Ziele geben, die der Entscheidung zum Selbstmord zugrunde liegen, und Sie können diese Informationen nutzen, um andere Möglichkeiten zu entwickeln, diese Ziele zu erreichen. Darüber hinaus werden Sie viel über die Personen und Ereignisse erfahren, die noch immer Bedeutung für den Klienten haben, und auch das können Sie als Hebel verwenden, um die angestrebten Veränderungen zu bewerkstelligen.« (A.a.O., S. 36)
Von einer hypnotherapeutischen Intervention bei einer suizidalen Klientin erzählte Milton Erickson im Sommer 1979 in einem seiner Lehrseminare. Er wurde bei einer Tagung von Psychiatern gefragt, ob er bei seinem Vortrag über Hypnose diese nicht auch demonstrieren könne. Da Erickson niemanden von den Teilnehmern auswählen wollte, ging er durch die dortige Klinik und lernte eine Krankenschwester kennen, die sich bereit erklärte, sich als Probandin zur Verfügung zu stellen. Als dies die Ärzte erfuhren, erzählten sie ihm, daß diese Krankenschwester eine kompensierte Depression habe und in psychoanalytischer Therapie sei. Sie versuchten Erickson zu überzeugen, sie in Ruhe zu lassen, weil sie sonst sicherlich Suizid begehen würde. Erickson ließ sich jedoch nicht von seinem Vorhaben abbringen und sagte, er habe es ihr versprochen. Die Intervention, die er bei Betty (so hieß die Frau) durchführte, finde ich so beeindruckend, daß ich es für angemessen halte, sie an dieser Stelle in ihrer ganzen Länge abzudrucken:

Ich sagte Betty, wo sie sich im Auditorium hinsetzen sollte. Ich begann mit meinem Vortrag. Ich bat Zuhörer aus dem Publikum herauf, um diese und jene Kleinigkeiten über Hypnose zu demonstrieren – allerlei Phänomene. Und dann sagte ich: »Betty, bitte stehen Sie auf! Kommen Sie jetzt langsam herauf aufs Podium! Gehen Sie nicht zu schnell und nicht zu langsam, aber mit jedem Schritt ein Stückchen tiefer in die Trance!«

Als Betty schließlich vor mir auf dem Podium stand, war sie schon in einer sehr tiefen hypnotischen Trance. Ich fragte sie: »Wo sind Sie, Betty?« Sie sagte: »Hier.« Ich sagte: »Wo ist das, hier?« Sie sagte: »Bei Ihnen.« Ich sagte: »Wo sind wir?« Sie sagte: »Hier.« Ich fragte: »Was ist dort?« (Erickson deutet auf ein imaginäres Publikum.) Sie sagte: »Nichts.« Ich sagte: »Und was ist da?« (Erickson deutet hinter sich.) Sie sagte: »Nichts.« Mit anderen Worten, sie hatte eine negative Totalhalluzination für ihre ganze Umgebung. Ich war das einzige, was sie sah. Also demonstrierte ich Katalepsie und Handschuh-Anästhesie. (Erickson zwickt sich in die Hand.)

Dann sagte ich zu Betty: »Ich finde, es wäre schön, wenn wir jetzt das Bostoner Arboretum besuchen könnten. Es ist ganz leicht zu machen.« Ich gab eine Erklärung über die Zeitverzerrung – wie man die Zeit verkürzen oder dehnen kann; dann sagte ich: »Die Zeit hat sich gedehnt, und jede Sekunde ist so lang wie ein Tag.«

Und sie halluzinierte, sie wäre mit mir im Arboretum. Ich zeigte ihr, daß die einjährigen Pflanzen nun starben, denn es war Oktober. Ich zeigte ihr, wie die Blätter die Farbe wechselten, denn in Massachusetts wird das Laub im Oktober bunt. Ich zeigte ihr die Sträucher, Büsche und Ranken an mancherlei Bäumen. Ich zeigte ihr, wie jeder Strauch, Busch oder Baum anders geformte Blätter hatte. Ich sprach von den perennierenden Pflanzen, die nächstes Jahr wiederaufleben würden, von den einjährigen Pflanzen, die im nächsten Frühjahr neu eingepflanzt würden. Ich sprach von den Bäumen und ihren Blüten. Von der Art der Früchte an den Bäumen. Von der Art des Samens und von den Vögeln, die die Früchte fressen und den Samen verstreuen. Wie der Samen unter günstigen Bedingungen aufgehen und wie ein neuer Baum daraus hervorwachsen könnte. Ich sprach sehr eingehend über das ganze Arboretum.

Dann schlug ich vor, in den Bostoner Zoo zu gehen. Ich erklärte, ich wüßte, daß dort ein kleines Känguruh sei und daß wir hoffen könnten, es aus dem Beutel seiner Mutter herausgucken zu sehen. Ich sagte ihr, daß man die kleinen Känguruhs »Joeys« nennt. Sie sind bei ihrer Geburt etwa einen Zoll [= $2^{1}/_{2}$ Zentimeter] groß. Sie kriechen in den Brutbeutel der Mutter und hängen sich dort an die Zitze. Im selben Moment vollzieht sich im Munde des winzigen Känguruhs eine physische Veränderung, so daß es die Zitze nicht mehr loslassen kann. Und nun saugt es und saugt und wird immer größer. Ich glaube, es verbringt etwa drei Monate im Beutel der Mutter, ehe es herausguckt. Wir schauten uns die Känguruhs an. Wir sahen das Kleine aus dem Beutel hervorgucken. Wir schauten uns die Tiger mit ihren Jungen an, die Löwen mit ihren Jungen, die Bären, die Affen, die Wölfe und all die anderen Tiere.

Dann gingen wir ins Aviarium und schauten uns all die Vögel dort an. Ich sprach von den Wanderungen der Zugvögel: Wie die arktische Seeschwalbe den kurzen Sommer in der arktischen Region zubringt und dann bis zur Südspitze Südamerikas fliegt – eine Reise über sechzehntausend Kilometer. Wie der Vogel den Winter dort zubringt, der in Südamerika Sommer ist, und wie er dabei von einem Orientierungssystem geleitet wird, das kein Mensch versteht. Die arktische Seeschwalbe und manche anderen Vögel wissen instinktiv, wie man sich ohne Kompaß über Tausende von Kilometern zurechtfindet – was kein Mensch könnte.

Dann kehrten wir zurück ins Staatskrankenhaus, und nun ließ ich sie das Publikum sehen und mit Doktor Alex reden. Ich weckte sie nicht. Ich ließ sie im Zustand der Trance. Ich ließ sie über dies Schweregefühl sprechen, ... Und sie beantwortete den Zuhörern Fragen. Dann sagte ich ihr, daß wir nun die Straße entlang bis zum Bostoner Strand gehen würden.

Ich sprach davon, wie lange der Bostoner Strand schon dagewesen sei, bevor die Puritaner Massachusetts besiedelten. Wie gern die Indianer dort gewesen seien. Wie gern die ersten Kolonialisten dort gewesen seien. Ein wie angenehmer Aufenthalt der Strand heute sei und in der Vergangenheit für ungezählte Generationen gewesen sei und wie er den Menschen bis in die ferne Zukunft Glück und Freude bereiten werde. Dann ließ ich sie den Ozean betrachten, wie er zuerst ganz ruhig war und wie dann Sturmwellen aufkamen, dann mächtige Wogen, und dann ließ ich sie sehen, wie sich der Ozean langsam beruhigte. Ich ließ sie die Flut sehen und die Ebbe. Dann suggerierte ich, daß wir wieder ins Staatskrankenhaus zurückkehrten.

Ich demonstrierte noch ein paar Hypnose-Exempel, und dann dankte ich ihr in ihrer Trance sehr herzlich dafür, daß sie mir so sehr geholfen und dem Publikum so vieles gezeigt hatte. Ich weckte sie und sprach ihr noch einmal ausführlich meinen Dank aus, und dann ging sie wieder auf ihre Station.

Am nächsten Tag erschien Betty nicht zum Dienst im Krankenhaus. Ihre Freundinnen waren sehr in Sorge. Sie gingen in Bettys Wohnung. Dort fand sich kein Zettel oder Zeichen von Betty. Ihre Dienstkleidung war nicht da ... nur Straßenkleidung. Schließlich wurde die Polizei benachrichtigt, aber auch Bettys Leiche wurde nirgendwo gefunden. Sie war einfach verschwunden, und Doktor Alex und mir wurden Vorwürfe wegen ihres mutmaßlichen Selbstmordes gemacht.

Im nächsten Jahr hielt ich wieder einen Vortrag in Boston. Ich bekam noch einmal Vorwürfe wegen Bettys Selbstmord zu hören, ebenso Doktor Alex.

Fünf Jahre später hatten fast alle Betty vergessen, bis auf Doktor Alex und mich. Zehn Jahre später kein Wort mehr über Betty. Sechzehn Jahre später, im Juli 1972, kam ein Anruf aus Florida. Eine Frauenstimme sagte: »Sie erinnern sich wahrscheinlich nicht mehr, aber ich bin Betty, die Schwester, mit der Sie 1956 am Bostoner State Hospital

Hypnose demonstriert haben. Heute fiel mir gerade ein, daß Sie vielleicht gern wissen möchten, was aus mir geworden ist.« Ich sagte: »Allerdings, das würd' ich gern wissen.« (Gelächter in der Gruppe)
Sie sagte: »An dem Abend, nachdem ich aus dem Krankenhaus fortgegangen war, bin ich zur Anwerbungsstelle der Marine gegangen und habe um sofortige Aufnahme ins Schwesternkorps der Kriegsmarine gebeten. Ich habe dort zwei Verpflichtungszeiten gedient. In Florida bin ich entlassen worden. Ich bekam eine Stellung in einem Krankenhaus. Ich habe einen ehemaligen Luftwaffenoffizier kennengelernt und ihn geheiratet. Jetzt habe ich fünf Kinder und arbeite im Krankenhaus. Und heute kam mir der Gedanke, daß Sie vielleicht gern wissen möchten, was aus mir geworden ist.« Ich fragte sie, ob ich Doktor Alex von ihrem Anruf berichten dürfte. Sie sagte: »Wenn Sie wollen, es macht mir nichts aus.« Seither stehen wir in regem Briefwechsel.
Nun, als ich mit ihr ins Arboretum ging, sie das Arboretum halluzinieren ließ, wovon habe ich da geredet? Von den Lebensformen: vom Leben heute und in der Zukunft, von Blüten, Früchten, Samen, von den verschiedenen Formen jedes einzelnen Blattes an jeder Pflanze. Wir sind in den Zoo gegangen, und auch hier habe ich mit ihr vom Leben gesprochen – von der Jugend des Lebens – von den Vogelwanderungen. Und dann waren wir am Meeresstrand, wo ungezählte Generationen in der Vergangenheit ihre Freude gehabt haben, wo ungezählte Generationen in der Zukunft ihre Freude haben werden und wo die jetzige Generation ihre Freude hat. Und die Geheimnisse des Ozeans: die Wanderungen der Wale und Seeschildkröten – für den Menschen ebenso unverständlich und doch faszinierend wie die Wanderungen der Vögel.
Ich zählte alles auf, wofür es sich zu leben lohnt, und niemand außer mir wußte, daß dies Psychotherapie war. Alle hörten, was ich sagte, aber sie dachten, ich demonstrierte Zeitverzerrung oder Halluzinationen – visuelle und auditive.

Sie dachten, ich demonstrierte hypnotische Phänomene. Sie merkten nicht, daß ich dies in psychotherapeutischer Absicht tat.
Also muß der Patient gar nicht wissen, daß man Psychotherapie mit ihm macht. Und dies zeigt auch, daß der Therapeut nicht wissen muß, warum der Patient Psychotherapie braucht. Ich wußte, die Schwester war depressiv und suizidal, aber das war nur eine allgemeine Information.
(Erickson 1986, S. 181–185)

Die Verwendung von Geschichten und Metaphern ist ein sehr übliches Vorgehen bei der Arbeit mit Trancezuständen. Es gibt inzwischen Untersuchungen, die belegen, daß in diesem Zustand solche Angebote besonders gut aufgenommen und auch unbewußt verarbeitet werden (Hoppe 1983, Revenstorf 1994).
Erickson machte die Probandin mit verschiedenen Bildern auf die schnelle Vergänglichkeit des individuellen Lebens aufmerksam, auf die Entwicklungsphasen von Lebewesen, ihr Selbständigwerden, ihre Ortsungebundenheit und ihren Instinkt, der sie in andere Länder führen kann und auch sicher wieder zurückbringt. Andererseits betont er die Unvergänglichkeit einer Landschaft und ihre mögliche Bedeutung für das Glück von Menschen in der Zukunft. Es ist ein *Schaukeln in Ambivalenzen* oder Gegensätzen wie Sterben und Fortpflanzung, jung und alt, Sommer und Winter, Vergangenheit und Zukunft, Ebbe und Flut, mit denen normalerweise sogenannte Suchprozesse ausgelöst werden. Mit der Orientierung auf eine positive Zukunft hin, gegen Ende der Demonstration, bietet er eine Sichtweise an, die gerade depressiven Menschen sehr häufig fehlt. Nun bewirkt das intensivierte Erleben im Trancezustand, daß z. B. dabei eventuell gewonnene Erkenntnisse dann auch sehr bedeutsam werden können. Die Probandin hat hier wohl Motive entwickelt oder Entscheidungen vorbereitet, welche sie auch sofort in die Tat umsetzte.
Dieses Beispiel erweckt vielleicht den Eindruck, daß Imaginationstechniken möglichst differenziert und komplex sein müssen. Es gibt auch sehr hilfreiche einfache Techniken, die durchaus bemerkenswerte Veränderungen einleiten können. So übe ich

manchmal mit depressiven Klienten, die über ein sogenanntes ›Morgentief‹ klagen, sich innerlich eine *aufgehende Sonne* zu imaginieren. Dies ist um so effektiver, wenn sie sich an einen persönlich erlebten Sonnenaufgang intensiv erinnern können.

Attila Bencsik (1988, pers. Mittlg.) verwendet bei Suizidgefährdung unter anderem Vorstellungen, die auf irgendeine Art *Selbstbefreiungsaktivitäten* beinhalten, wie z. B. in Ketten zu liegen und diese mit allen zur Verfügung stehenden Kräften zu sprengen, oder einen Stein, der auf der Brust liegt, auf irgendeine Art wegzurollen. Gerade in solchen Fällen ist hier eine erhebliche Unterstützung mit begleitenden Interventionen durch den Therapeuten nötig. Diese besteht entweder darin, daß er die Kreativität und Phantasie des Klienten fördert (z. B.: *»Welche Zaubermittel fallen Ihnen ein, sich aus dieser Lage zu befreien?«)* oder konkrete Vorschläge macht, wenn der Klient wirklich alleine nicht weiterkommt (z. B.: *»Stellen Sie sich vor, Sie atmen immer tiefer, was merken Sie?«* bzw. *»Auf welcher Seite ist der Stein schwerer – wenn Sie mit aller Kraft ganz geringe Bewegungen machen, fängt er an zu schaukeln?«* u. ä.).

Eine weitere einfache Möglichkeit ist der Einsatz von Ressourcen aus der Lebensgeschichte des Patienten. Ähnlich wie bei der Erstellung eines sogenannten ›Ruhebildes‹ frage ich den Patienten, ob er irgendwann Erlebnisse hatte, in denen er sich (wenn möglich unabhängig von anderen Menschen) sehr glücklich fühlte. Ich habe bisher keinen Klienten kennengelernt, der nicht mindestens eine solche Situation kannte, in der er sehr viel Ruhe und Kraft oder auch Glück erlebt hatte.

Um diese Situation auch körperlich wieder erlebbar zu machen, führe ich den Klienten in einen leichten Trancezustand und spreche alle Wahrnehmungskanäle mit ihren sogenannten ›Submodalitäten‹ (Bandler 1987) an. Das heißt, ich frage nicht nur, was er innerlich sieht, sondern auch zusätzlich, ob die Farben z. B. blaß oder kräftig sind, ob die Geräusche laut oder leise hörbar sind und so fort, bis sich der Patient dieses Erlebnis so intensiv vorstellt, daß ich sogar an seinem Körper positive Veränderungen wahrnehmen kann (entspanntere bzw. aufrechtere Haltung, weichere bzw. zufriedenere Mimik). Eine Auswahl dieser Submodalitäten habe ich im folgenden Kasten dargestellt:

Submodalitäten von inneren Bildern

Sehen:
farbig oder schwarzweiß
hell oder dunkel
groß oder klein
blaß oder leuchtend
nah oder fern
symmetrisch oder unsymmetrisch
weich oder kontrastreich
klar oder unklar
scharf oder unscharf
Ruhe oder Bewegung
schnell oder langsam
flach oder dreidimensional
Perspektive, aus welcher Richtung
mit Rahmen oder ein Panorama
transparent oder undurchsichtig
Lichteinfall (aus welcher Richtung?)
assoziiert oder dissoziiert
(= selbst im Bild stehend oder
sich von außen im Bild sehend)

Spüren:
hart oder weich
glatt oder rauh
feucht oder trocken
schwer oder leicht
warm oder kalt

Riechen:
neutral oder ein bisher
noch nicht wahrgenommener Geruch
angenehm oder unangenehm
duftend, würzig, faul

Schmecken:
süß oder sauer
salzig oder bitter
fruchtig oder neutral
aromatisch oder faulig

Hören:
Stille (welche Art von Stille?) oder was zu hören
Geräusche oder Stimmen u. Töne (aus welcher Richtung?)
laut oder leise, rhythmisch oder chaotisch
hoch, mittel oder tief, schnell oder langsam

(nach Bandler 1987)

Mit der suizidalen Klientin eines meiner Kollegen, der gerade nicht erreichbar war, führte ich eine ähnliche Intervention sogar am Telefon durch. Sie hatte bei mir eine Entspannungsmethode gelernt und kannte mich also schon. Als sie anrief, war sie sehr verwirrt, äußerte Suizidgedanken, weinte und wußte keine Möglichkeit, sich zu beruhigen. Ich fragte sie, ob sie in der Nähe des

Telefons eine Möglichkeit hätte, sich hinzulegen. Nachdem sie dies getan hatte, führte ich mit ihr zunächst eine Intervention in der beschriebenen Weise durch:

> *»Sie wissen im Moment nicht, wie es weitergehen soll, und so hat es vielleicht wenig Sinn, zu versuchen, über die Zukunft nachzudenken. Wenn Sie jetzt aber die Augen zumachen können und von heute an innerlich die Zeit zurückgehen, Tag für Tag, Monat für Monat – gibt es da irgendein Erlebnis, bei dem sie sich sehr wohl gefühlt haben, wo sie wirklich Lebensfreude empfinden konnten?«*

Sie erzählte von ihrer vierjährigen Enkelin, die jetzt in Amerika lebe und daß sie zu ihr eine sehr liebevolle Beziehung habe. Sie sei vor einem Jahr etwa mit ihr am Spielplatz gewesen und habe dabei sehr viel Spaß mit ihr gehabt. Die innere Vorstellung dieser Situation ergab verschiedene Submodalitäten, die das körperliche Empfinden deutlich beeinflussen konnten. Als ich sie zum Beispiel fragte, was sie körperlich empfinde, wenn sie die Grüntöne der Bäume besonders intensiv imaginiere, berichtete sie von mehr Kraft in ihrem Atem. Danach sagte ich ihr, sie solle nun versuchen, sich innerlich den Raum vorzustellen, in dem sie sich jetzt gerade befindet, wobei ich ebenfalls die in diesem Bild vorhandenen Submodalitäten erfragte. Sie hatte dieses Bild sehr deutlich vor sich, was sich dadurch bestätigte, daß sie wieder die Unruhe und Verwirrtheit spürte, als ich mich nach ihrem Körpergefühl erkundigte.
Die eigentliche Intervention bestand nun darin, daß ich die Klientin anleitete, die auf das körperliche Empfinden positiv wirkenden Submodalitäten aus dem erinnerten Erlebnis mit ihrer Enkelin in das aktuelle Vorstellungsbild zu übertragen. So stellte sie sich die verblaßten Farben der Tapeten in hell leuchtenden Grüntönen vor und ließ durch das Fenster helle Kinderstimmen von der Straße hereindringen. Das Geräusch von plätscherndem Wasser integrierte sie, indem sie sich in der Küche den Wasserhahn laufend vorstellte – und so fort. – Die Klientin war selbst überrascht über die positive Wirkung dieser Übung. Ich betonte, daß sie selbst alle diese positiven Möglichkeiten in sich zur Verfügung hat und diese Veränderung auch selbständig durchführen kann. Da sie es nach einigen Anläufen schaffte und sie am übernächsten Tag einen Ter-

min in unserer Praxis hatte, fühlte sie sich vorläufig in der Lage, ihren Alltag wieder zu bewältigen.

Ähnliche Interventionsprinzipien beschreibt Bandler (1987) in dem schon erwähnten Buch ›Veränderung des subjektiven Erlebens‹. Als Faustregel gilt dabei, daß man mindestens vier effektive Submodalitäten finden sollte, um eine möglichst umfassende Veränderung zu erzielen. Damit die Veränderung auch länger erhalten bleibt, sollte man dem Klienten den Auftrag geben, diese Intervention sehr schnell (möglichst innerhalb einer Sekunde) und insgesamt mindestens noch fünfmal durchzuführen.

Eine weitere Möglichkeit ist die Arbeit mit *Metaphern*, die nicht zu einer expliziten Imaginationsübung führen müssen, sondern im Gespräch eingesetzt werden. Ich habe dieses Vorgehen zum erstenmal bei dem 1985 verstorbenen Psychotherapeuten David Jonas kennengelernt, der sich vor allem in seinen diagnostischen Gesprächen fast nur an der ›Eigensprache‹ des Patienten orientierte (Idiolektische Gesprächsführung). So eröffnete er das Gespräch mit seinen Patienten auch entsprechend: *»Können Sie mir bitte mit Ihren eigenen Worten erzählen, weshalb Sie sich die Pulsadern aufgeschnitten haben?«* Manchmal beschreiben dann Suizidale ihre Situation z. B. so, daß sie sich in einem Tunnel befinden würden, der immer enger wird. Im Gespräch knüpft er dann an diese Analogien an. Er läßt sie vom Patienten gegebenenfalls weiter ausbauen (z. B. *»Können Sie mir diesen Tunnel beschreiben?«*, *»Wie lange ist dieser Tunnel, wenn Sie zurückschauen?«*, *»Sind da Schienen oder eine Straße?«* etc.), um dann die Lösungsmöglichkeiten durchzusprechen, die jemand in einem solchen Tunnel haben könnte (Verzweigungen suchen, graben, ausruhen etc.). Danach leitet er den Patienten an, für seine Realität analoge Lösungen zu konstruieren (vgl. Jonas und Daniels 1987).

Übungen zu Kapitel 3.10:

1. Lassen Sie sich von Ihrem Übungspartner erzählen, welches innere Bild oder Erlebnis für ihn gleichsam ein Ort ist, der sehr viel Ruhe und Kraft oder auch Glück beinhaltet.
2. Gehen Sie dann mit ihm alle Wahrnehmungsmodalitäten durch und erfragen Sie die entsprechenden Submodalitäten. Schreiben Sie sich genau auf, welche es sind.

3. Fragen Sie dann Ihren Übungspartner, ob es eine immer wiederkehrende Vorstellung gibt, die ihn traurig stimmt oder ihm Angst macht.
4. Lassen Sie Ihren Partner dieses Bild jetzt innerlich aufbauen. Achten Sie beim Ansprechen der verschiedenen Wahrnehmungen schon auf die spezifischen Submodalitäten.
5. Wählen Sie intuitiv eine Submodalität, die Ihnen zentral erscheint, und leiten Sie Ihren Partner an, diese in Richtung der Eigenschaft des ersten (positiven) Bildes zu verändern (z. B. *»Wenn Du jetzt das Bild farbiger werden lassen wolltest, wie könntest Du das tun?«*). Wenn dies Ihrem Partner gelungen ist, fragen Sie ihn, ob sich dabei sein Körpergefühl verändert hat. Ist dies der Fall, so hat er eine individuelle Möglichkeit gefunden, damit auch andere Vorstellungen zu beeinflussen.
6. Suchen Sie auf diese Art weitere drei zentrale Submodalitäten und geben Sie Ihrem Partner die Aufgabe, diese Veränderung des Bildes nochmals mit diesen vier Submodalitäten gleichzeitig, und zwar möglichst schnell (von einer Sekunde zur anderen), durchzuführen. Dasselbe sollte der Klient auch zu Hause mindestens noch fünfmal durchführen.

Übungspartner – (Patientenrolle)		stellt einen realen Patienten aus seinem Arbeitsfeld oder einen aus seiner Phantasie dar, mit dem es zu keinem Versprechen oder Vertrag gekommen war und der auch für argumentative Konfrontationen nicht zugänglich war.
Therapeut		führt seinen Übungspartner mit geeigneten Fragen (s. S. 72) zu einer genauen Vorstellung davon, wie das Leben in nächster Zeit weitergehen würde, wenn er selbst tot sei.
Beobachter (Supervisor)	(1)	notiert schwierige Gesprächpassagen u. gute Interventionen;
	(2)	überlegt sich alternative Fragen oder Interventionen;
	(3)	macht Vorschläge, wenn der Therapeut um Hilfe bittet;
	(4)	stoppt nach Ablauf der Zeit (15 Min);
	(5)	berichtet in der Großgruppe.

3.11 Arbeit mit der Weltanschauung des Klienten

Meiner Erfahrung nach nehmen Klienten die Frage nach ihrer persönlichen Religiosität im allgemeinen sehr positiv auf. Ich finde auch, sie sollte in jeder Problemanalyse berücksichtigt werden, insbesondere wenn die Thematik mit Tod oder Suizid verknüpft ist. Die Stadt, in der ich arbeite, ist sehr stark vom Katholizismus geprägt, weshalb das Thema ›Gott‹ oder ›Leben nach dem Tod‹ nicht nur bei suizidalen Klienten eine große Bedeutung in meiner Arbeit bekommen kann.
Um die jeweilige Weltanschauung des Klienten therapeutisch nutzen zu können, muß man diese nicht unbedingt teilen. So kann ich z. B. meine Interventionen folgendermaßen einleiten:

> *»Wenn es einen Gott gibt, was wir ja nicht wissen, sondern nur glauben können, was würde er denn dazu meinen, wenn Sie nach ihrem Selbstmord dort ankommen und sagen: ›Ich bin jetzt doch schon etwas früher gekommen, aber das liegt nur daran, daß mich mein Chef rausgeschmissen hat und daß meine Frau es nicht mehr erträgt, wenn ich mich hin und wieder mal betrinke.«*

Wenn Klienten vor allem die Schuld bei den anderen sehen, ist eine derartige Frage sehr gut geeignet, es dem Klienten zu ermöglichen, eine *Metaposition* einzunehmen, welche es ihm leichter machen kann, die Einseitigkeit seiner Sichtweise zu überwinden. Was ich hier vor allem zeigen wollte, ist, daß die Einleitung der Frage offenläßt, was ich selbst glaube. Das ist auch ganz unwichtig, solange ich Religiosität grundsätzlich als Möglichkeit akzeptiere, mit der Menschen ihrem Leben Sinn geben können.
Eine Strategie, die ich sehr häufig benutze, besteht darin, die oft vernachlässigten positiven Eigenschaften, welche man Gott zuschreibt, mehr ins Blickfeld zu rücken. So äußerte eine Klientin als Alternative zum Suizid die Hoffnung: *»Wenn ich genügend bete, vielleicht hilft mir ja auch Gott, meinen Mann wieder zurückzubekommen.«* Ich griff diese Idee auf, indem ich ihr sagte:

> *»Das bedeutet, Sie kennen im Moment nur zwei Lösungsmöglichkeiten für Ihr Problem: entweder sich umzubringen, oder Ihr Mann kommt wieder zurück. Mich wundert das etwas, weil*

Sie mir erzählt haben, daß Sie an Gott glauben – und das ist wahrscheinlich auch bei Ihnen ein Gott, der alles weiß. Glauben Sie, daß er für Ihre Situation auch nur diese zwei Möglichkeiten wüßte?«

Mir geht es hier darum, das dichotome Denken in Frage zu stellen. Wer mit dieser Art zu intervenieren noch Schwierigkeiten hat, kann sich vielleicht helfen, wenn er ›Gott‹ einfach als hilfreiches Konstrukt oder als Metapher ansieht, die dazu nützlich sein kann, sogenannte ›Suchprozesse‹ einzuleiten und zu erleichtern, indem zum Problem eine innere Distanz aufgebaut wird. Das gleiche Prinzip wird bei Techniken des Problemlösens schon seit Jahrzehnten angewendet (›Synectics‹ oder ›Analogietechnik‹, Gordon 1961).
Viele haben das Bild eines strafenden Gottes vermittelt bekommen, was vor allem bei Klienten, die der Meinung sind, sie hätten so viel Schuld auf sich geladen, daß sie ihr Leben verwirkt hätten, verheerende Wirkungen auf ihren Lebensmut hat. In solchen Fällen betone ich die Idee, daß Gott auch verzeihen kann, und frage nach, ob ihnen nicht eine Geschichte einfällt, wo sich dieser Aspekt von Gott besonders deutlich gezeigt hat. Diese meist sehr bibelfesten Klienten haben dann auch sehr schnell eine Geschichte zur Verfügung (z. B. das Gleichnis vom verlorenen Sohn), die ihnen hilft, ihr Problem zumindest ein kleines Stückchen zu relativieren. Einer Klientin, die sich ohne ihre religiöse Gebundenheit möglicherweise längst von ihrem Mann getrennt hätte und nun mit dem Gedanken spielte, der Beziehung durch einen Freitod zu entgehen, gab ich zusätzlich den Auftrag, einen Pfarrer zu diesem Problem zu befragen:

»Er kann Ihnen bestimmt viel besser als ich sagen, ob Gott es will, daß Sie für Ihr weiteres Leben nur die Möglichkeit haben, mit Ihrem Mann zusammenzubleiben. Fragen Sie, ob Gott das von Ihnen verlangt.«

Dabei hoffe ich natürlich, daß die betreffenden Seelsorger auch etwas aufgeschlossener für solche Probleme sind. Für alle Fälle sollte man als Psychotherapeut einige Adressen von eher undogmatischen Pfarrern kennen, an die man solche Klienten weitervermitteln kann.

Problematisch finde ich es, wenn die Betonung des ›verzeihenden Gottes‹ auf die Selbsttötung bezogen wird, wie es anscheinend durchaus praktiziert wird: »... bewußt und ausdrücklich stellte ich ihm frei: Sie dürfen sich jederzeit das Leben nehmen, Gott wird es Ihnen bestimmt verzeihen.« (Thomas 1970, S. 32). Meiner Meinung nach ist dies eine Antwort, die sich der Klient nur selbst geben kann. Der Therapeut oder Seelsorger hätte dabei nur die Aufgabe, die entsprechende Frage aufzuwerfen, die so oder ähnlich lauten könnte:

> *»Für Sie ist da ja die Bibel ein maßgeblicher Ratgeber. Kennen Sie dort eine Stelle, wo Menschen, die den Tod gewählt haben, moralisch verurteilt werden?«*

Die entstehende Neugier kann mehrere Möglichkeiten eröffnen: Erstens, Zeit zu gewinnen, zweitens, den Klienten zu einer Aktivität zu bewegen, in der er wirklich engagiert sein wird, da ihn dies ja stark interessiert, und drittens, möglichst noch eine weitere Person hinzuzuziehen, einen aufgeschlossenen Seelsorger, mit dem der Klient dann diese Bibelstellen durchsprechen kann. Nach meinem Wissen sind diese Stellen sehr unklar. Es gibt zwar einige Suizide im Alten und Neuen Testament, aber angeblich keine Stelle, an der Selbsttötung ausdrücklich verurteilt wird (vgl. Kuitert 1986). Andererseits gibt es das Gebot »Du sollst nicht töten« – ob sich das auch auf das eigene Leben bezieht?

Wenn Klienten regelmäßig beten, frage ich auch nach, wie sie das tun, ob es mehr meditativen Charakter hat oder einen Dialog darstellt. Mein Gedanke ist dabei, herauszufinden, wie sie sich damit helfen und welche therapeutischen Möglichkeiten sich hier zusätzlich auftun könnten. In jedem Fall unterstütze ich solche Aktivitäten. Bei inneren Dialogen greife ich dann auf Techniken zurück, die ich im Kapitel ›Arbeit mit Teilen der Persönlichkeit‹ schon dargestellt habe (s. Kap. 3.9, S.88). Eine Klientin berichtete, daß sie beim Beten manchmal ein inneres Licht wie ein Feuer wahrnehmen könne, was ihr sehr gut tue. Wir kamen dabei auf die reinigende Kraft zu sprechen, die man dem Feuer nachsagt, und darauf, daß sie dadurch vielleicht auch mehr Klarheit gewinnen könne. Ich bestärkte sie darin, sich dieses Erlebnis öfters zu gönnen. Überhaupt gibt es immer wieder Klienten, die mal irgendwo ›gelernt‹ haben zu meditieren und aus irgendwelchen Gründen sich heute nicht mehr spontan erinnern, wie wohl sie sich dabei gefühlt haben. Die Aktivierung solcher Ressourcen ist zur Hebung der allgemeinen Stimmungslage sehr sinnvoll und läßt sich auch gut in die flankierenden Maßnahmen für einen Vertrag oder in einen Notfallplan (s. Kap. 3.4 bzw. 3.15) einbeziehen. Falls es am Ort eine Möglichkeit gibt, mit anderen zu meditieren, ist dadurch gleichzeitig ein mögliches Kontaktproblem angehbar.

Wie oben schon erwähnt, hat Victor E. Frankl einen Ansatz der Suizidprophylaxe innerhalb der *Logotherapie* entwickelt, der sich explizit mit der Antwort auf die Sinnfrage beschäftigt. Ausgehend von der Voraussetzung, daß jeder Mensch motiviert sei, Sinn im Leben zu finden, besteht hier das (logo-)therapeutische Ziel in der »Restaurierung einer gesunden, natürlichen Werthierarchie, die in einem sinnerfüllten Leben gipfelt« (Lukas 1984, S. 485). Die Sinnfindung könne zunächst durch Werteverwirklichung im ganz alltäglichen Leben, dann durch das Erleben von Einzigartigkeit in der Liebe sowie in der Veränderung von Einstellungswerten durch die Bewältigung unlösbarer oder scheinbar unerträglicher Situationen geschehen. Für den letzten Punkt stehen die Konzentrationslager-Erfahrungen Frankls während der Nazizeit. Er stellte fest, daß seine Mitgefangenen, die sich ihre ethischen und religiösen Überzeugungen im Umgang miteinander erhielten, im Gegensatz zu anderen kaum den Weg des Suizids wählten.

Die Interventionsstrategien, die in der Logotherapie empfohlen werden, wie z.B. ›Ausschalten‹ von und ›Immunisierung‹ gegenüber ›negativen Vorbildern‹, sind allerdings weniger für akute Krisensituationen, sondern eher für nachfolgende psychotherapeutische Behandlungen oder für pädagogische Konzepte (primäre Prävention) brauchbar.

3.12 Verschreibung von Ritualen

In vielen Fällen steht der Wunsch, tot zu sein, in Verbindung mit dem Tod eines nahen Angehörigen. Dieser Wunsch kann auch noch lange nach diesem Ereignis wieder auftreten, und in der

Regel wird dann auch schnell deutlich, daß die ›Trauerarbeit‹ nicht abgeschlossen wurde. Eine Frau, deren Sohn sich selbst umgebracht hatte und die seit Jahren fast jeden Tag zum Friedhof ging, um das Grab zu besuchen, bestärkte ich in genau diesem Tun. Ich sagte, sie solle jetzt für die nächste Zeit versuchen, wirklich jeden Tag zum Grab zu gehen, und ihrem Sohn bei jedem Besuch eine Blume aus ihrem Garten mitbringen:

»So wie Sie sich dann jedesmal von der Blume verabschieden – und suchen Sie immer eine ganz besonders schöne aus –, so können Sie sich dann auch immer ein kleines Stückchen mehr von ihrem Sohn verabschieden. …

Ich kann Ihnen nicht sagen, wie viele Blumen Sie brauchen werden, ob alle Blumen in ihrem Garten dazu ausreichen werden (sie hatte einen recht großen Garten), *ich weiß nur, daß es schwer und vielleicht auch gar nicht richtig ist, sich ganz schnell von einem Menschen zu trennen, der einem sehr wichtig war.«*

Für viele Menschen, die das Trauern in ihren Alltag integriert haben, ist das Gespräch, welches sie mit ihren Verstorbenen am Grab oder zu Hause vor einem Bild führen, sehr wichtig geworden, und es ist sinnvoll, dafür einen Ersatz zu schaffen. Dabei sollte man genau darauf achten, über welche Themen die Patienten bevorzugt reden und welche Möglichkeiten es für sie gibt, ein Gespräch zum gleichen Thema mit einem Menschen aus ihrem sozialen Umfeld zu führen. Sie bekommen dann die Aufgabe, am Ende eines solchen in der Vorstellung ablaufenden Gesprächs zu sagen:

»Es ist mir sehr wichtig gewesen, all das zu hören, was Du dazu denkst, aber ich möchte auch noch … fragen, was er/sie zu diesem Problem sagt.«

Eine Klientin, deren Sohn bei einem Autounfall ums Leben gekommen war, fand heraus, daß sie sich immer mehr an den Gedanken, daß er nicht mehr da war, gewöhnen konnte, indem sie sich jeden Tag vor seinem Bild, das in der Wohnung hing, von ihm verabschiedete.

Zu dieser Kategorie von Interventionen gehört auch das Schreiben eines ›Abschiedsbriefes‹. Da dies oft eine vorbereitende Aktivität zu einem Suizid ist, schlage ich eine solche Intervention nur dann vor, wenn der Patient mittlerweile schon wieder gefaßter ist. Dieser *Abschiedsbrief* (oft an den Partner, die Eltern oder das verstorbene Kind) soll möglichst viele Sätze beinhalten, die mit folgenden Formulierungen beginnen:

> *»Ich werfe Dir vor ... Ich erinnere mich gerne ... Ich bitte Dich ... Ich danke Dir dafür ... Ich verzeihe Dir ... Ich möchte, daß Du mir verzeihst ... (wenn zutreffend: Ich gehe von Dir fort, weil ...) Ich wünsche Dir ...«*

Ich sage dazu, daß ich den Brief nicht lesen werde und daß man einen solchen Brief kaum an einem Tag schreiben kann. Der Patient soll ihn wirklich nur für sich selbst schreiben und sich auch, wie bei einem Tagebuch, sicher sein, daß diesen Brief niemand sonst lesen wird. Meine Erfahrung ist, daß ein solcher Brief helfen kann, einerseits die Unterschiedlichkeit der Gefühle zu entdecken, die mit einem Abschied oder einer Ablösung verbunden sind, und andererseits eine bestimmte Lebensphase besser abzuschließen.

3.13 Inkompatible Erfahrungen

In Situationen, bei denen ich den Eindruck habe, der aktuelle physiologische Zustand sei für das Gespräch sehr hinderlich, biete ich Möglichkeiten an, um noch für das aktuelle Gespräch eine Änderung zu erreichen. Dies kann gelingen durch körperorientierte Suggestionen oder durch den Einsatz von *Körperübungen.* So frage ich Klienten z. B., ob sie bereit sind, ihr momentanes Problem zumindest ein bißchen zu verändern, und ob sie auch etwas dafür tun würden:

> *»Ich kenne da eine Möglichkeit, sie ist nur etwas anstrengend. Hätten Sie Lust, das auszuprobieren?«*

Erhalte ich ein *Ja,* dann steht dem weiteren Vorgehen nichts im Weg. Manchmal sagen Klienten aber, sie wollten gerne erst wissen, was dies denn sei. Ich sage dann, daß dies eine Aufgabe sei, bei der es sehr wichtig ist, daß man sie vorher noch nicht kennt, und auch volle Bereitschaft sichergestellt sein muß, da sie sonst mit Sicherheit sinnlos sei.

»Sagen Sie mir, daß Sie es tun. Ich verspreche Ihnen, daß es eine Aufgabe ist, die wirklich nicht gefährlich ist oder in irgendeiner Weise schadet.«

Ich mache dann vor, was der Klient tun soll, wobei ich darauf achte, daß der Klient jeden Schritt, den ich mache, gleich mitmacht. Wenn ich vom Sessel aufstehe, sage ich: *»Stehn Sie am besten gleich mit auf.«* Erst wenn der Klient diesen Schritt gemacht hat, zeige ich den nächsten. Eigentlich kann man jede Körperübung einsetzen, die den Kreislauf gut in Schwung bringt. Ich leite den Klienten dazu an, auf der Stelle zu hüpfen, als ob er seilhüpfen müßte, wobei ich ihm vorschlage, die Augen zu schließen und sich in Gedanken ein Seil vorzustellen.

Wer diese oder eine ähnliche Übung in Verbindung mit eigenen depressiven Gefühlen schon mal ausprobiert hat, weiß, daß es so gut wie unmöglich ist, dabei in diesem traurigen Zustand zu verbleiben. Eine Kollegin hat sich sogar ein Mini-Trampolin für ihre Praxis angeschafft, das sie für solche Situationen einsetzt. Ich denke, daß speziell bei dieser Übung auch so etwas wie ›Regression‹ stattfindet und die psychische Befindlichkeit beim sorgenfreien Seilhüpfen in der Kindheit mindestens genauso inkompatibel zu Traurigkeit ist wie die körperliche Bewegung selbst. Entsprechend »verordne« ich für den Tagesablauf *zusätzliche sportliche Aktivitäten (Joggen, Yoga, Schwimmen etc.),* vorzugsweise solche, die der Klient auch schon früher einmal mit Freude praktiziert hat.

Eine ähnliche Aufgabe stellt das Hören von Lieblingsmusik dar. Ein Punkt, der von Psychotherapeuten ebenfalls kaum genutzt wird. Mittlerweile ist in fast jedem Haushalt ein Kassettenrecorder oder sogar ein Walkman vorhanden, auf den man zurückgreifen kann. Zum anderen hat jeder Patient irgendwann eine sorgenfreie oder sogar glückliche Zeit erlebt, die er mit irgendeinem Musikstück verbindet. Wenn jemand klassische Musik bevorzugt, frage ich manchmal, ob er das Cellokonzert in e-Moll von Vivaldi kennt. Es enthält meiner Meinung nach ein sogenanntes ›pacing‹ und ›leading‹: Es beginnt erst sehr langsam und entspricht zunächst einer eher traurigen Stimmungslage, führt dann aber hin zu schnellen und energievollen Melodien, die sehr leicht ansteckend wirken.

3.14 Systemische Interventionen

Eine Analyse von 13 relevanten Studien ergab, daß bei etwa 50% aller Suizidversuche im Vorfeld interpersonelle Konflikte zu finden sind (zwischen 20 und 72%; Balck, Reimer & Jenisch 1981). Man kann dies zunächst nur als Hinweis darauf betrachten, daß durch das Einbeziehen von Bezugspersonen auch effektivere Hilfe möglich sein müßte. Nach den Erkenntnissen und Entwicklungen der letzten Jahre aber dürfte es eigentlich keine Frage mehr sein, daß es bei jedem scheinbar individuellen psychischen Problem notwendig ist, auch das soziale Umfeld zu berücksichtigen (vgl. Schiepek 1988).

Die Forschungen zum Konzept der ›sozialen Unterstützung‹ zeigten außerdem, daß Suizidversucher sehr viel seltener tragfähige soziale Beziehungen aufweisen als die ausgewählten Kontrollgruppen (Adams, Bouckoms und Scarr 1980), daß sie in der Variabilität ihrer sozialen Kontakte eingeschränkt sind und auch weniger soziale Kontakte außerhalb des Familienkreises haben. Gerade die letzten beiden Merkmale korrelieren eng mit dem psychischen Wohlbefinden (vgl. Veiel et al. 1988). Welz (1986) schreibt zusammenfassend: »Suizidversucher gehören weniger Gruppen und Vereinen an, besitzen seltener ein Telefon und erhalten auch weniger Anrufe oder Briefe als Normalpersonen. Sie verfügen über weniger soziale Unterstützung, wobei sie insbesondere von den Mitgliedern ihrer Familie wenig Unterstützung erwarten oder erhoffen können.« (A.a.O., S. 291)

Meiner Erfahrung nach erleben sich Klienten gerade im Alter ab 30 Jahren als sehr eingeschränkt in ihren Möglichkeiten, neue Kontakte zu knüpfen. Dies liegt nicht nur an ihren sozialen Hemmungen, sondern auch an den Rahmenbedingungen, die unsere Art des Zusammenlebens bietet. Wer nicht über ein Hobby verfügt, welches in einem Verein gepflegt werden kann, hat neben seinen Kontakten über den Beruf meist wenige Gelegenheiten, Freunde oder gar einen Lebenspartner zu finden. Da ich mit solchen Problemen häufiger konfrontiert werde und gemerkt habe, daß bei manchen Klienten das Spektrum des Vorstellbaren extrem schmal ist, finde ich hier die übliche therapeutische Zurückhaltung unangebracht und sogar entwicklungshemmend. Deshalb als Anregung einige Ideen, die sich bei mir dazu angesammelt haben:

Anregungen für Klienten zur Erweiterung ihres sozialen Netzes

- nachforschen, wo sogenannte ›Tanztees‹ stattfinden
- das Vereinsregister der Stadt besorgen
- Volkshochschulkurse besuchen
- herausbekommen, wo und wann es Single-Treffs oder -Partys gibt
- an Single-Urlaubs-Reisen teilnehmen
- auf Kontaktanzeigen schreiben
- Kontaktanzeigen aufgeben
- entsprechende Angebote von Krisendiensten wahrnehmen
- mit anderen Klienten Kontakt aufnehmen

Die meisten dieser Ratschläge sind in einer akuten Krisensituation natürlich vollkommen fehl am Platz, und auch in laufenden therapeutischen Prozessen wird jeder schon die Erfahrung gemacht haben, daß Ratschläge von Klienten erst einmal entwertet werden; interessanterweise auch von denen, die explizit einen Rat verlangen. Aus diesem Grund halte ich es für günstiger, diese Ideen schon mit der angemessenen Skepsis anzubieten. Einer 49jährigen Frau, die nicht mehr akut suizidal war, mit der ich aber für die Zeit, in der ich in Urlaub gehen wollte, über Alternativen zu den ausfallenden Therapiesitzungen sprach, sagte ich z. B.:

> *»Mir ist da eine Idee gekommen, weil Sie immer sagen: Wer das nicht selbst erlebt hat, kann das gar nicht richtig nachempfinden. – Da kommt nämlich zur Zeit eine Frau zu mir zu Gesprächen, die in Ihrem Alter ist und auch in einer ähnlichen Situation wie Sie. Nur glaube ich, daß sie ganz anders ist als Sie, ich meine, von der Persönlichkeit her. Es könnte gut sein, daß Sie sich aus diesem Grund überhaupt nicht verstehen oder daß Sie sich gut ergänzen. – Aber wären Sie überhaupt interessiert an einem solchen Kontakt?«*

Die Klientin war natürlich neugierig geworden, und ich fragte also die mögliche Schicksalsgefährtin in der nächsten Sitzung, nachdem ich ihr die Idee geschildert hatte, ob ich denn ihre Telefonnummer weitergeben dürfe. Sie erlaubte mir das. Von ihrem Temperament her war sie, im Gegensatz zu der suizidalen Klientin, eher lebhaft, was sich auch, wie ich dann später erfuhr, als gute Komplementarität für diese Beziehung erwies. Einen Kontakt zwischen zwei suizidalen Patienten sollte man besser nicht vorschlagen.
Eine andere Möglichkeit, solche Anregungen zu geben, ist die des sogenannten ›Seeding‹ aus der Hypnotherapie, also des Säens oder Einstreuens von Ideen, ohne sie direkt vorzuschlagen:

> *»Ich muß die Sitzung heute ganz pünktlich beenden, weil ich noch gerne zu dem Vortrag über … gehen möchte. Das stand heute im Terminkalender in der Tageszeitung. Komisch, daß so interessante Sachen so kurzfristig angekündigt werden.«*

Ich spreche also von mir, mache dadurch aber gleichzeitig auf eine Informationsquelle aufmerksam, die manche meiner Klienten gar nicht kennen.
Wenn jemand fragt *»Was würden Sie denn in meiner Situation machen?«* oder direkt Ratschläge will, sage ich meist, daß ich nicht gerne Ratschläge gebe,

> *»weil ich die Erfahrung gemacht habe, daß ich sehr selten das treffe, was der Betreffende wirklich braucht. Es ist besser, wenn man auch solche kleineren Probleme selbst lösen lernt. Wenn Sie bis zur nächsten Sitzung wirklich keine eigenen Ideen haben, könnte ich Ihnen schon ein paar Tips geben. Aber wie gesagt: ich halte es für unwahrscheinlich, daß da für Sie was dabei sein wird.«*

Nur scheinbar wächst im Zeitalter von Internet, Mobiltelefon und anderen modernen Kommunikationsmitteln die Anzahl der Freunde. Diejenigen, die einfach so mal auf einen Kaffee vorbeikommen, ohne sich angekündigt zu haben, werden immer weniger. Meist ist der Anrufbeantworter zwischengeschaltet. Das soziale Netz wird größer, aber in der Regel auch dünner. Wer nicht sicher weiß, ob er einen Freund hat, den er im Notfall zu jeder Tages- und Nachtzeit erreichen oder sprechen könnte, muß sich

die Frage stellen, ob auch er an der sogenannten ›inneren Einsamkeit‹ leidet – ein von Psychotherapeuten beschriebenes modernes Phänomen, welches durchaus bei sozial sehr gut integrierten Menschen auftreten kann. Häufig sind es Männer, die aber ihr diesbezügliches Defizit gar nicht bewußt wahrnehmen. Sie würden deshalb auch nie aus diesem Grund eine Psychotherapie beginnen. Wenn sie in diesem Feld auftauchen, dann eher im Rahmen von Partner- und Familientherapien, wo sie zunächst meist den Eindruck machen, besonders gut zu ›funktionieren‹. Auf sie besonders zu achten, ist insbesondere von systemisch orientierten Therapeuten vorgeschlagen worden (Selvini-Palazzoli 1986).
Trotz aller negativen Erscheinungen dieser oben beschriebenen gesellschaftlichen Entwicklungen stecken darin auch Chancen. So gibt es seit längerem im Internet mehrere Foren, Newsgroups und Lifediskussionsrunden, wo sich Suizidale über ihre Motive und Probleme auseinandersetzen können. Einer meiner Klienten, der extreme Defizite in seinen sozialen Kompetenzen hatte und der sich in seiner Arbeit ausschließlich mit Computern beschäftigte, nutzte zu Beginn seiner Therapie fast nur diese Möglichkeiten der Kontaktaufnahme. Für ihn war dies ein Einstieg, um über diesen Weg überhaupt erst mal mit Frauen (sein »Hauptproblem«) ins Gespräch zu kommen. Er kam dann auch irgendwann soweit, sich mit einigen zu treffen. Ich bin gespannt, ob er mit dieser Methode eine Ausnahme im Therapiealltag bleiben wird.
Falls es *Möglichkeiten der sozialen Unterstützung im Umfeld* des Patienten gibt, auf die man zumindest vorübergehend zurückgreifen könnte, bietet dies manchmal sogar die Chance, einen Klinikaufenthalt zu vermeiden. Auf Absprache wohnte z. B. eine meiner Klientinnen vorübergehend bei einem Onkel, mit dem sie auch zur Arbeit fahren konnte. Sie war zwar aus der Klinik entlassen worden, fühlte sich aber selbst nicht sehr sicher bei dem Gedanken, wieder in ihre alte Wohnung ziehen zu müssen, aus der ihr Ehemann kurz vor ihrem Suizidversuch ausgezogen war. Da ihre eigene Herkunftsfamilie immer gegen diese Ehe gewesen war, hätte sie es unpassend gefunden, dort vorübergehend zu wohnen. Meiner Erfahrung nach sind die meisten Angehörigen, Freunde und sogar Bekannte in solchen Fällen wesentlich hilfsbereiter, als es der Patient, gefangen in seinem pessimistischen Denkmuster,

vermutet und auch äußert. Aus diesem Grund ist bei dem Erwägen einer solchen Möglichkeit ein direktiveres Vorgehen durchaus am Platz.

Die bisher in diesem Kapitel beschriebenen Interventionen sind eher linear angelegt und darauf ausgerichtet, das soziale System des Patienten zu erweitern. Die folgenden beziehen stärker die Interaktionen innerhalb des sozialen Systems in die Interventionsplanung mit ein.

Die Häufung von Suiziden in Familienstammbäumen legte es nahe, über genetische und biochemische Hypothesen bei suizidalen Krisen bzw. Depressionen zumindest zu diskutieren (vgl. Rüegsegger 1963, Möller 1984). Mit der Entwicklung der ›Mehrgenerationen-Familientheorie‹ (Stierlin 1978) wurde eine alternative Interpretation für dieses Phänomen möglich.

Sperling (1980) geht in seinem Aufsatz über ›Familie und Suizid‹ der von dem Analytiker Paul Federn schon im Jahr 1910 aufgestellten Hypothese nach, die besagt: *»Niemand will sich selbst töten, den nicht ein anderer tot wünscht.«* (Vgl. Federn 1929) Er kommt nach der Sichtung der Literatur und eigenen Fallmaterials zu folgenden Ergebnissen:

»1. Die gegenwärtige Familie, in der man lebt, hat eine protektive Wirkung bezüglich des Selbstmordes. Die besondere Gefährdung der Alleinlebenden geht durch alle Statistiken.
2. Die Herkunftsfamilie hat eine suizidfördende Wirkung in mehrerer Weise:
   1) Wenn Selbstmorde in der Familie nachweisbar sind.
   2) Wenn Selbstmorddrohungen Angehöriger als Erpressungen eingesetzt werden.
   3) Hinzu tritt eine Häufung mehr oder minder offen ausgesprochener Todeswünsche gegenüber dem späteren Suizidanten ...
   4) Die Familien haben Erfahrungen mit vorzeitigen, schicksalhaften Todesfällen wichtiger Beziehungspersonen, die niemals *›ausgetrauert‹* wurden.« (A.a.O., S. 29)

Diese vier Faktoren würden dann zu einer Dynamik führen, die sich vereinfacht folgendermaßen beschreiben lasse:

> »In der Familie bestehen unbewältigte Todeserfahrungen. Wegen der Vergangenheitsbindung der Eltern werden Kinder emotional vernachlässigt. In Konfliktfällen werden sie totgewünscht. Sie wehren sich dagegen, indem sie reaktiv die Eltern totwünschen. Weil die Eltern aber immer die ›stärkere Realität‹ (Stierlin) darstellen, töten sich die Kinder, gleich welchen Alters, stellvertretend selbst, womit sie den ursprünglichen Auftrag erfüllen.« (A.a.O., S. 32)

Familientherapeutische Maßnahmen, meint Sperling, seien jedoch in schweren Fällen depressiver Verstimmung erst dann möglich, wenn zuvor in einer Einzeltherapie eine tragfähige Beziehung zum Patienten hergestellt sei, die es erlaube, eine Begegnung mit den als ›mörderisch‹ erlebten Angehörigen zu riskieren.
Das Schwergewicht der Therapie müsse dann auf der *Bearbeitung der Probleme des ›Todeswunschüberträgers‹* (meist der Mutter) liegen. Danach müsse man das ›Opfer‹ dazu bringen, den ›Opfermacher‹ zu trösten. Im ›Opfer‹, d. h. im Suizidalen, würden auch die stärksten Heilungspotentiale der Familie liegen, da die ›Opfermacher‹ von den latenten Aufträgen ihrer Toten erschöpft seien. Ein weiteres Ziel sei es, vom Suizidalen *eindeutige Veränderungswünsche* als Alternativen zum Suizid formulieren zu lassen, was auch den *Abbau der Vermächtnisse überstrenger Leitbilder* ermöglichen solle. Das wichtigste Ziel sei jedoch die *Aufhebung der Isolation* der einzelnen Mitglieder.
Mit dieser Sichtweise werden Veränderungsmöglichkeiten aufgetan, welche die Familie in dieser Form bisher sicher nicht gesehen hat. Andererseits finde ich es problematisch, die Familie für diese Schuldzuweisungen zu gewinnen. Insbesondere bei einer vorherigen Einzeltherapie, wie Sperling sie vorschlägt, haben wir (meine Kollegin Nele Maar und ich) wiederholt feststellen müssen, daß die Restfamilie sich meist sehr unkooperativ verhält. Wir vereinbaren deshalb für Erstgespräche immer einen Termin, bei dem auch alle Familienmitglieder anwesend sein können. Die Notwendigkeit von Einzeltherapien ergibt sich in der Regel erst aus den Familiengesprächen, und sie werden auch danach durchgeführt.
Michael Vogtmeier (1990), der am Beispiel der Familie von Klaus und Thomas Mann dieses Konzept der Mehrgenerationen-Famili-

entheorie von Stierlin (1978) näher erläutert, betrachtet suizidale Handlungen als Folge der beiden Interaktionsmodi von Familien, nämlich Bindung und Ausstoßung, sowie des Phänomens der Delegation. Leider beschreibt der Autor keine Therapievorschläge für die Beeinflussung dieser Phänomene.
Minuchin und Fishman (1985) schildern einen Fall, in dem durch eine *›Verschreibung‹ der problematischen Beziehungsstruktur* zwischen Mutter und Sohn die Suizidabsichten des Sohnes nachhaltig beeinflußt werden konnten. Nachdem die Mutter die Therapeuten wegen der zunehmenden Depressivität und Suizidalität des Sohnes telefonisch um Rat gefragt hatte, sagten ihr die Therapeuten, daß sie diese Suizidgedanken sehr ernst nehmen müsse und auch eine große Verantwortung trage. Sie ›verschrieben‹ ihr daher, sie dürfe ab jetzt den Sohn auf keinen Fall aus den Augen verlieren (was sowieso schon immer in ihrer Absicht lag) und müsse ihn daher auch immer begleiten, wenn er außer Haus gehe. Sie ging mit ihm ab sofort in die Universität und sogar zum Segeln, bis der Sohn sich dann bei den Therapeuten meldete und meinte, daß er seine Mutter nicht mehr als Begleitung haben wolle. Auch die Mutter meinte, sie würde gern ihren eigenen Aktivitäten nachgehen. Die Therapeuten gaben sich jedoch nicht zufrieden und bestärkten die Mutter, ihrer Verantwortung weiterhin nachzukommen. Sie tat dies, bis der Sohn selbst sich wehrte und ihr versprach, sich nichts anzutun.
Eine Gefahr, die bei der Arbeit mit Familien berücksichtigt werden sollte, ist die, daß man zu früh die Autonomie und die *Trennung des Indexpatienten von der Familie* fördert. Meist sind es jüngere Therapeuten, die diesem Mythos vom Eigenständig-sein-Müssen erliegen. Von der Familie wird es obendrein in der Regel als Disloyalität gewertet und auch sanktioniert, wenn sich ein einzelnes Mitglied einem Außenstehenden anvertraut (vgl. Richman 1986, S. 118 f.).
In einer Partnertherapie, in der ein Partner den anderen mit Suizidgedanken unter Druck setzte, schlug meine ehemalige Supervisorin Rosemarie Welter-Enderlin vor, dem nichtsuizidalen Partner eine Aufgabe nach folgendem Muster zu empfehlen:

> *»Letztlich können Sie Ihren Mann nicht hindern, wenn er sich wirklich umbringen will, und es ist sehr wichtig, daß Sie seine*

Absicht ernst nehmen. Tun Sie das, indem Sie immer, wenn Ihr Mann davon spricht, sich das Leben zu nehmen, aus dem Zimmer gehen und sich eine Beschäftigung suchen, bei der Sie nachdenken können, wie Sie Ihr Leben gestalten werden, wenn er irgendwann einmal nicht mehr da sein wird. Zum Beispiel, daß Sie einfach den Berg Wäsche, der zu bügeln ist, nehmen und bei dieser Arbeit sich ausdenken, ob Sie dann in dem Haus wohnen bleiben werden, wer die Aufgaben übernehmen könnte, für die Ihr Mann heute die Verantwortung hat, wie Sie den Kindern helfen können, über ihren Schmerz hinwegzukommen – und all diese wichtigen Dinge.«

Diese Aufgabe, die der Frau natürlich im Beisein des Mannes gegeben wurde, war äußerst effizient: der Mann stellte sofort nach dieser Sitzung seine Suizidäußerungen ein und begann sogar damit, kreativere Möglichkeiten zu suchen, seine Forderungen in der Partnerschaft durchzusetzen.
Gianfranco Cecchin, ein Therapeut aus der Mailänder Schule der Systemischen Therapie (Selvini-Palazzoli et al. 1978), nimmt das Problem der Familie gar nicht als solches an, da er davon ausgeht, daß die Familie immer erst ein unlösbares Problem anbietet. Er macht deshalb die Familie nach dem üblichen ›Break‹ (= Besprechungspause des Therapeuten mit dem supervidierenden Team oder Kollegen) mit einer alternativen oder ganz neuen Problemdefinition vertraut, die sich etwa so anhören könnte:

»Es hat uns sehr beeindruckt, wie viele Gedanken sich jeder einzelne in der Familie schon darüber gemacht hat, welche Erklärungen es für den Wunsch der Tochter, zu sterben, geben könnte. Außerdem hat uns sehr gefreut, wie offen und direkt Sie die verschiedenen Probleme angesprochen haben, und wir möchten uns für Ihr Vertrauen bedanken.

Wir selbst sind inzwischen davon überzeugt, daß Ihre Tochter in ihrem Vorhaben, ihr Leben zu beenden, die einzige Möglichkeit sah, die Mutter aus ihrer eigenen Traurigkeit und Depressivität herauszuführen. Durch die wachsende Selbständigkeit der beiden Kinder ist der Mutter in den letzten Jahren eine wichtige Aufgabe und Anerkennung verlorengegangen. Der Vater hat sich in dieser Zeit bemüht, die Tochter bei ihren schulischen Problemen zu unterstützen, und konnte daher auch weniger Zeit mit seiner Frau verbringen. Seit nun Ihr großer Sohn eine feste Freundin hat und damit auch weniger in der Familie anwesend ist, beschränkt sich die Mutter oft nur auf das Fernsehen. Ihre Tochter hat wohl sehr gut erkannt, daß es mit der Familie insgesamt gar nicht so zum besten steht, und hatte deshalb vor, sich zu opfern.

Das eigentliche Problem der Familie besteht also darin, sich auf die neue Situation besser einstellen zu können, so daß alle dadurch Vorteile haben. Wir möchten Ihnen deshalb eine Aufgabe vorschlagen, die diese Entwicklung erleichtern könnte: An einem Abend in der Woche sollen die Eltern mit der Tochter etwas unternehmen, was allen dreien Spaß macht. In der Zeit kann der Sohn die Wohnung zusammen mit der Freundin alleine nutzen. Dafür soll der Sohn am Samstag oder am Sonntag zusammen mit seiner Freundin die Eltern und die Schwester bekochen. Die Schwester braucht sich ab sofort, und dies bis zum Ende der Therapie, nicht mehr um den Haushalt zu kümmern. Sie bekommt nur die Aufgabe, in der zusätzlichen Zeit Mitschüler kennenzulernen und einzuladen, mit denen sie dann die Aufgaben machen kann, bei denen ihr bisher der Vater geholfen hat.«

Die Interventionen des Mailänder Teams gründen auf Hypothesen, die anhand der Informationen des vorherigen Familieninterviews aufgestellt wurden.
Die Hypothese für die Intervention im obigen Fall war: Hinter dem Suizidversuch der Tochter steht die Erkenntnis, daß es nicht gut ist, wenn sich der Vater so viel um sie und so wenig um die Mutter kümmert. Sie hatte bezüglich ihrer Nachhilfe durch den Vater auch unangemessene Schuldgefühle. Die Intervention bewirkte u.a., daß der Vater entlastet wurde und dadurch zwangsläufig wieder mehr Kontakt mit seiner Frau bekommen mußte, während die Kinder in ihrer Selbständigkeitsentwicklung die zusätzlichen Freiräume nutzten. Die Besuche, die die Tochter erhielt, brachten nicht nur mehr Leben ins Haus, sondern eröffneten auch der Mutter Kontakte zu den Eltern der Freundinnen.

Andere Hypothesen für Suizidalität in Familien:
Der Indexpatient

- will die Familie von einer Last befreien.
- will durch seine Selbstbeherrschung und Hemmung seiner Aggressionen dazu beitragen, Frieden in der Familie zu bewahren.
- will lieber tot sein, als in dieser Familie zu leben (= die Familie ist schon mehr als tot).
- ist wirklich nur überfordert, und eine invariable Intervention wie z.B. ein Schulwechsel oder ein Abbruch ist notwendig (vor allem bei Therapieresistenz).

Beim Auftreten von akuten *Suizidabsichten während einer familientherapeutischen Behandlung* sollte der Therapeut sich weniger die Frage stellen, wie er jetzt selbst darauf reagiert, sondern wie jeder einzelne der Familie optimal reagieren könnte, wenn das betreffende Mitglied seine Absichten umsetzen will. So schlägt Ludwig Reiter (1990, pers. Mittlg.) vor, mit der Familie genau festzulegen, was in diesem Fall zu tun ist, z. B. wer auf das betreffende Familienmitglied aufpassen soll, wer den Therapeuten informieren oder im Notfall die Polizei anrufen wird.

3.15 Notfallplan

Wenn ich einen längeren Urlaub plane, achte ich sehr darauf, daß ich kurz zuvor nur Klienten übernehme, bei denen ich einschätzen kann, daß eine ernstzunehmende Suizidalität nicht vorliegt. Andernfalls vermittle ich diese an Kollegen in oder außerhalb der Praxis. Natürlich können solche Einschätzungen nicht sicher sein, und ich habe es auch erlebt, daß gerade in den letzten Therapiesitzungen vor dem Urlaub solche Probleme, vielleicht auch gar nicht so zufällig, akut wurden. Die Unterschätzung der ›Trennungsängste‹ bei einer zeitlich befristeten Unterbrechung der therapeutischen Beziehung ist nach Reimer (1986, S. 66) ein häufiger Fehler vor allem in der stationären Arbeit mit Suizidalen (vgl. Kap. 4).
Ich habe bisher vor solchen längeren Unterbrechungen einen *Notfallplan* aufstellen lassen, den ich mit einem mündlichen oder

schriftlichen Vertrag verbunden habe. Das heißt, daß ich mit dem Patienten eine Liste darüber erstellt habe, was er, angenommen, er fühlt sich sehr gefährdet, tun könnte, um sich von einer Selbsttötung abzuhalten. Der Vertrag selbst beinhaltet die Verpflichtung, bis zum ersten Gesprächstermin nach dem Urlaub sich weder absichtlich noch unabsichtlich umzubringen. Im folgenden habe ich Auszüge aus solchen Notfallplänen von Klienten beispielhaft zusammengefaßt:

Notfallplan

Ich bin zu Hause und beschäftige mich nachhaltig mit dem Gedanken, mir etwas anzutun.

Ich schütze mich selbst, indem ich ...

- mich hinlege und mich entspanne
- 3mal tief einatme
- meine Lieblingsmusik auflege
- die Entspannungskassette höre
- mich fünf Minuten vor den Spiegel setze
- ein Glas kühles Wasser trinke.

Ich merke, daß ich länger als zehn Minuten über die Methoden nachdenke, mit denen ich mich umbringen könnte.

Ich schütze mich selbst, indem ich ...

- in die Natur oder in die Stadt gehe
- einen Dauerlauf mache
- ein warmes Bad nehme
- in ein Kissen hineinschreie
- ins Kino, in die Sauna oder zum Schwimmen ... gehe
- mit dem Auto fahre, ganz laut Musik höre und mitsinge
- einen Friseurtermin für den gleichen Tag vereinbare
- einen Massagetermin vereinbare
- mich einige Zeit unter die Dusche stelle.

Ich merke, daß ich meine Gedanken, mich umzubringen, nicht mehr bekämpfe.

Ich schütze mich, indem ich

- N. N. (eine bestimmte Person, jd., der immer ein offenes Ohr hat) anrufe oder zu ihr/ihm gehe
- die Telefonseelsorge (Ruf-Nr.: 11101 od. 11102) anrufe
- meine Therapeutin oder einen Kollegen in ihrer Praxis anrufe und mir einen Termin geben lasse
- zum Arzt gehe und mir Medikamente verschreiben lasse.

3.16 Wenn nichts mehr geht

An mehreren Stellen habe ich in den verschiedenen Kapiteln Erwägungen im Hinblick auf eine *stationäre Einweisung* gemacht, und dabei versucht zu zeigen, welche Möglichkeiten in der ambulanten Arbeit bleiben, bis das letzte Mittel der Wahl eingesetzt werden muß. Bisher habe ich nur von dem eher subjektiven Gefühl der Sicherheit gesprochen, das ich haben muß, wenn ich eine ambulante Therapie in Erwägung ziehe, und welche Hinweise mir helfen können, diese Sicherheit zu bekommen (vgl. Kap. 2.3). In diesem Kapitel soll es um Bedingungen gehen, unter denen eine stationäre Unterbringung sinnvoll bzw. unumgehbar ist. Letzteres kann juristisch im Grunde nur bei minderjährigen oder akut psychotischen Patienten eintreten. In den Fällen, in denen wir es mit einer ›allseits orientierten‹ Person zu tun haben, ist es eine Frage der fachlichen Einschätzung und der moralischen Verantwortung des jeweiligen Therapeuten anheimgestellt, wie aktiv er diesen Weg verfolgen will.

Oft wird nicht nur von Angehörigen, sondern auch von professionellen Helfern geäußert, daß eine Einweisung sich auf die Entwicklung der betroffenen Person negativ auswirke oder daß sie sogar die Suizidgefahr erhöhe. Aus therapeutischer Sicht kann die stationäre Unterbringung in extremen Situationen aber durchaus eine gute Hilfe sein, zu den Problemen, die den Alltag beherrschen, Distanz zu bekommen. Kurt Heinrich (1990) schreibt in seinen 21 Hinweisen zur Hilfe für Suizidgefährdete:

»Häufig wird eine Lebens-Pause gesucht. Die Herausnahme aus dem Krisenfeld und der Konfliktsituation ist ein hilfreicher Akt. Der Betreuer sollte darauf achten, daß eine solcherweise entstehende Pause nicht zur Langeweile ausartet, sondern produktiv genutzt wird.« (A.a.O., S. 20)

Von daher gesehen ist es sinnvoll, darauf zu achten, daß auf der betreffenden Station auch ein entsprechendes psychotherapeutisches Angebot besteht. Den Vorschlag einer stationären Unterbringung verdeutliche ich dem Patienten manchmal mit einer Metapher, die ich in der Supervision bei Rosemarie Welter-Enderlin als nützlich und sehr vielseitig einsetzbar kennengelernt habe:

»Man kann ein Schiff auch nicht im Sturm auf dem Meer reparieren, man muß dies im geschützten Hafen tun.«

Problematisch für die therapeutische Beziehung wird ein solcher Schritt, wenn der Patient sich weigert. Entscheide ich mich dafür, eine Einweisung zu veranlassen, dann tue ich dies nicht mehr als Therapeut im engeren Sinne, der eine Entscheidung zum Suizid respektiert. Dieses Arbeitsbündnis hebe ich in diesem Moment auf, und ich betrachte es auch für die weitere Zukunft in der Regel als beendet. Ich habe durch diese Handlung die Autonomie des Patienten in Frage gestellt und bin dadurch für ihn in erster Linie zum Mitmenschen geworden, der versucht, in dieser Situation verantwortungsvoll zu handeln.
Das mögliche Risiko, das ich dabei eingehe, halte ich im Vergleich zum möglichen Nutzen für relativ gering. Es besteht darin, daß jemand, der es sich wirklich gut überlegt hat, sich das Leben zu nehmen, erst einige Wochen später dazu Gelegenheit bekommt. Wenn er es dann immer noch tun will, wird er dafür sorgen, daß er niemanden damit behelligt, der ihn hindern könnte.
Ich gehe überhaupt davon aus, daß jemand, der sich umbringen will und nicht dafür sorgt, daß er dies auch ungehindert tun kann, im Grunde immer noch etwas von seinen Mitmenschen erwartet. Das soll nicht heißen, daß ich an seinem Willen zur Durchführung zweifle, denn auch demonstrative Aktionen werden häufig zu Ende geführt. Wer sich aber ernsthaft z. B. im Sinne eines sogenannten Bilanzsuizids umbringen will, wird seine Planungen sowohl auf die Sicherheit der Methode als auch auf die Abwesenheit

von Menschen hin ausrichten. Erst die einsame Selbsttötung wird zur eigenverantwortlichen Entscheidung. Wer andere durch Zusehen miteinbezieht, muß damit rechnen, daß der Zuschauer eingreift. Genau das gibt mir letztlich das Recht und – der Meinung bin ich – auch die Pflicht zum Handeln, wenn jemand offensichtlich in selbstmörderischer Absicht von einer Brücke springen will und ich ihn festhalte.

Exkurs: Ethische und rechtliche Aspekte der Suizidprophylaxe

Spätestens nach einer solchen Situation wird man sich auch den ethischen Fragen der Suizidprophylaxe stellen, die in den letzten Jahren im Zusammenhang mit dem Problem der aktiven Sterbehilfe sehr viel öffentliche Beachtung fanden (vgl. Pohlmeier 1995). Wer gibt uns eigentlich das Recht, Suizidprävention zu betreiben oder gar andere am Suizid zu hindern?

Aus philosophisch-ethischer Perspektive spricht man vom ›starken Paternalismus‹, wenn ein solches Eingreifen nur dann als gerechtfertigt angesehen wird, wenn der Betroffene seinen langfristigen Interessen zuwiderhandelt. So wäre danach eine Verhinderung des Suizids bei terminal Kranken, die den Freitod wählen möchten, unzulässig. Eine solche Entscheidung wird als »Erhebung menschlicher Rationalität und Autonomie über die physische Verfallenheit an die Natur« angesehen, schreibt der Ethiker Birnbacher (1990, S. 411) in seiner Abhandlung zu diesem Thema. Er selbst vertritt in diesem Punkt die heute weitgehend anerkannte philosophische Lehrmeinung, den sogenannten ›schwachen Paternalismus‹, der ein Eingreifen mit Zwangsmitteln nur dann als erlaubt ansieht, wenn die Einsichtsfähigkeit oder die Freiheit des Betroffenen nicht gegeben sind:

> »Ich halte es für evident, daß eine wohlerwogene Entscheidung zum Selbstmord im allgemeinen respektiert werden muß. Wir haben nicht das Recht, einem Selbstmörder in den Weg zu treten, der seine Entscheidung nach reiflicher Überlegung und sorgfältiger Abwägung aller Alternativen getroffen hat.« (A.a.O., S. 411 f.)

Allerdings sieht Birnbacher den Einsatz von weniger einschneidenden Mitteln aber durchaus als Pflicht an, z. B. wenn die Entscheidung zum Suizid offensichtlich auf einer Fehlinformation beruht oder die negative Sicht des Betroffenen von einem Freund (oder Therapeuten?) als zu pessimistisch beurteilt wird. Nach Abwägung verschiedener Aspekte, wie der Unfähigkeit, nach seinen eigenen Interessen zu handeln, dem Respekt vor religiösen Überzeugungen, dem Ausmaß der Wahrscheinlichkeit, daß der Betroffene die Fähigkeit, ein zufriedenes Leben zu führen, wiedererlangt und dem Problem der Freiheitsbeschränkung an sich, kommt Birnbacher zu folgendem Prinzip:

> »Wir sollten jemanden, der einen Selbstmord begehen will, immer dann mit allen Mitteln, notfalls auch mit Gewalt, von seinem Vorhaben abhalten bzw. jemanden, der einen Selbstmordversuch unternommen hat, mit allen Mitteln dem Leben wiederzugeben versuchen, wenn dieser nicht ersichtlich wohlerwogen ist und wenn zu erwarten ist, daß der Betroffene die Vereitelung seiner Tat (bzw. des Erfolgs seiner Tat) später billigen wird. Die Zeitdauer der Zwangsanwendung sollte dabei in einem angemessenen Verhältnis zu der nach bestem Wissen beurteilten Chance des Selbstmörders stehen, später ein für ihn befriedigendes Leben führen zu können. In allen anderen Fällen sollten wir dem Selbstmörder oder Selbstmordgefährdeten freie Hand lassen.« (A.a.O., S. 417)

Er begründet dies auch mit den empirischen Befunden, daß ein großer Teil der Suizidhandlungen so angelegt ist, daß eine Chance zur Rettung besteht, und daher der Todeswunsch nicht eindeutig gewesen sein könne, und daß die meisten Suizidversucher froh sind, gerettet worden zu sein (Follow-up-Studien).

Das von Birnbacher formulierte Prinzip hat zur Grundlage, daß das Leben selbst nicht Höchstwert ist, sondern durchaus gegen andere Werte, wie z. B. die Freiheit, sich gegen das Leben zu entscheiden, abgewogen werden kann. Ansonsten wäre man in jedem Fall verpflichtet einzuschreiten, und für den Suizidalen würde sogar so etwas wie eine Lebenspflicht bestehen, unabhängig davon, wie qualvoll sein Leben ist.

Sehr ausführlich hat sich mit der rechtlichen Problematik die Juristin Gabriele Wolfslast (1985) befaßt. Sie beschreibt vor allem die Widersprüchlichkeit der Gesetzgebung, in der zwar die aktive

Beteiligung an einer Selbsttötung mangels einer rechtswidrigen Haupttat (nach §§ 26,27 StGB) nicht sanktioniert wird, aber andererseits eine Strafe wegen fahrlässiger Tötung durch Unterlassen (§ 323c StGB) dann vorgesehen ist, wenn der Suizident die *Herrschaft über die Tat* nicht mehr hat und z. B. bewußtlos geworden ist. Von einer Bestrafung kann dann nur abgesehen werden, wenn erhebliche eigene Gefahr bestanden hätte oder die Verletzung anderer wichtiger Pflichten notwendig gewesen wäre.
Demgegenüber stellt die Autorin jedoch auch Richtersprüche vor, die bezüglich des Kriteriums der ›*Tatherrschaft*‹ sehr unterschiedlich ausgefallen sind. So nahm man in einem Fall, wo eine Frau ihren Mann nicht gerettet hatte, der sich gerade stranguliert hatte, diese sogenannte ›Unterlassungstäterschaft‹ an. Im Fall einer Frau, die ihre suizidale Absicht mitgeteilt hatte und in einen Teich gesprungen war, sprach man den zur Tatzeit anwesenden und sich passiv verhaltenden Schwiegersohn aber frei (vgl. a.a.O. S. 147).
Nahe Angehörige wie Eltern oder (Ehe-)Partner befinden sich in einer *Garantenstellung* gegenüber dem Suizidenten. Dies gilt ebenso für professionelle Helfer wie Ärzte, ambulant arbeitende Psychotherapeuten oder das Personal einer stationären Einrichtung. Der Bundesgerichtshof ging früher von einer grundsätzlichen Rettungspflicht des Garanten aus. Heute ist die Rechtssprechung hier ebenfalls sehr uneinheitlich. Teilweise wird auch da die Rettungspflicht auf die Phase beschränkt angesehen, in der die Handlungsunfähigkeit des Suizidenten eingetreten ist und er, z. B. infolge Bewußtlosigkeit, nicht mehr von seinem Entschluß zurücktreten kann (vgl. a.a.O. S. 149 f.). Das heißt für ambulant arbeitende Psychotherapeuten, daß sie auch bei akut suizidalen Patienten keine Maßnahmen zur Verhinderung des Suizids einleiten müssen, wenn deren Entschluß reiflich überlegt und auf einer freien Willensentscheidung beruht. Bestehen in diese Punkt aber Zweifel, was eher die Regel sein dürfte, so ist von dem Prinzip »in dubio pro vita« auszugehen. Diese Schlußfolgerung zieht der Jurist Walter Gropp (1996, S. 30) in seiner sehr differenzierten Analyse der Problematik.
Eine größere Einschränkung der Garantenpflicht trifft meist bei terminalen Erkrankungen zu, wenn eine wohlerwogene Entscheidung durch die Freiverantwortlichkeit des Patienten vorliegt.

Hierzu hat Hermann Pohlmeier (1995) verschiedene aktuelle Urteile referiert. Die Definition der *Freiverantwortlichkeit* ergibt sich aus dem § 20 StGB. Sie kann angenommen werden, wenn keines dieser dort genannten Merkmale (krankhafte seelische Störung, tiefgreifende Bewußtseinsstörung, Schwachsinn oder eine andere schwere seelische Abartigkeit) vorliegt. Diese Merkmale sind jedoch so weit gefaßt, daß auch eine neurotische Entwicklung als Zeichen für die eingeschränkte Freiverantwortlichkeit gesehen werden muß.

(Ende des Exkurses)

Eine 22jährige Frau, die sich in einem akuten psychotischen Zustand befand, kam in Begleitung ihrer Schwester zu einem ersten Gespräch. Die Patientin war bei einem selbstverschuldeten, aber unerklärlichen Autounfall fast ums Leben gekommen. Sie war überzeugt, daß nicht sie einen schützenden Rahmen wie die Klinik brauchen würde, sondern ihr Vater. Außerdem hielt sie sich für unsterblich, weil sie bei diesem Unfall am Leben geblieben war. Sie war für rationale Argumente vollkommen unzugänglich und auch durchaus motiviert, ihr Leben wieder in Gefahr zu bringen oder sogar zu beenden. Mit der Aussicht auf eine sich anschließende Familientherapie, die in diesem Fall auch indiziert schien, konnten die Schwester und ich die Patientin überreden, sich zunächst freiwillig für eine Woche in stationäre Behandlung zu begeben. Wäre dies nicht gelungen, hätte die beginnende therapeutische Beziehung durch eine Zwangseinweisung gefährdet werden müssen. Asmus Finzen (1989) schreibt dazu:

> »Entscheidendes Kriterium für die Beurteilung des Ausmaßes der Suizidgefährdung ist auf diesem Hintergrund die Beurteilung der Absprachefähigkeit des Kranken. Besteht eine deutliche Suizidalität in Verbindung mit einer schizophrenen oder depressiven Psychose oder einem organischen Psychosyndrom, muß der Kranke als außerordentlich gefährdet angesehen werden.« (A.a.O., S. 163).

Auf einem Symposion zum Umgang mit Suizidpatienten im Allgemeinkrankenhaus (Wedler 1985), von dem der Psychiater

Manfred Wolfersdorf (1989, S. 8 ff.) berichtet, wurden Kriterien dafür formuliert, wann eine stationäre Einweisung erfolgen soll. Von den neun genannten Punkten kann ich jedoch nur vier ohne Einschränkung akzeptieren:

Kriterien für eine stationäre Einweisung bei Suizidalität

1. Patienten in einer Situation direkt nach einem Suizidversuch mit entsprechenden somatischen Problemen
2. Akut erkrankte psychotische Patienten
3. Bei ausdrücklichem Wunsch des Patienten
4. Patienten in Extremsituationen (ohne Wohnsitz, ohne Familienangehörige, ohne Arbeit)

(Vgl. a.a.O., S. 88)

Tritt der erste Fall während einer ambulanten psychotherapeutischen Behandlung ein, so ist auch zu fragen, inwieweit nach dem Abklingen der akuten Krise eine Fortsetzung der Therapie bei dem jeweiligen Therapeuten sinnvoll ist. Bei einem erneuten Einstieg in den Therapieprozeß ist in jedem Fall die Neubestimmung von Problemen und Zielen angezeigt (vgl. Kanfer, Reinecker und Schmelzer 1990, S. 493 f.).
Diese o.g. vier Kriterien sind weitgehend objektiv feststellbar. Zwei subjektive Kriterien, die in dem Katalog genannt werden, sind:

- Das Fehlen einer tragfähigen Beziehung zum Therapeuten
- Angst und Unsicherheit auf der Seite des Therapeuten

Sie jedoch können eine stationäre Einweisung meiner Meinung nach nur dann sinnvoll erscheinen lassen, wenn andere Möglichkeiten einer ambulanten Krisenintervention schon ausgeschöpft sind. D.h.: ich kann vorher immer noch versuchen, einen geeigneteren bzw. kompetenteren Kollegen oder Kollegin für eine Weiterbetreuung zu gewinnen, vor allem dann, wenn dies auch eher dem Willen des Hilfesuchenden entspricht.
Alle anderen vorgeschlagenen Punkte wie »akute Verschlechterung der Symptomatik ... akute Verschlechterung von Beziehun-

gen mit zunehmender Angst … eigene Angst des Patienten vor der Suizidalität … zwanghaft sich aufdrängende Suizidgedanken, bei denen keine Ablenkung mehr möglich ist und die mit Vorstellungen von sehr harten Suizidmethoden einhergehen … frühere Suizidversuche bzw. chronische offensichtliche Suizidalität … hohes Alter und Altersdepression …« (a.a.O., S. 88 f.) sind ebenfalls nur dann als Gründe für eine Einweisung anzusehen, wenn die therapeutischen Möglichkeiten für Lösungen nicht vorhanden sind, das heißt, wenn auf seiten des Therapeuten das subjektive Kriterium, nämlich Angst und Unsicherheit, bleibt.

Wolfersdorf selbst meint zu diesem Problem:

> »Die frühere Betonung, daß jeder Suizidgefährdete in psychiatrische und am besten in klinisch-psychiatrische Behandlung gehöre, geschah sicher auch unter dem Aspekt, daß in der ärztlichen Praxis oftmals wenig Zeit und wenig Kompetenz hinsichtlich der akuten psychotherapeutischen Krisenintervention bestehen.« (A.a.O., S. 87)

Er empfiehlt deshalb Psychiatern und Nervenärzten, die Verbindungen zu psychologischen Beratungsstellen, Sozialarbeitern und auch Seelsorgern zu nutzen oder die Patienten an vorhandene interdisziplinäre Kriseninterventionsteams weiterzuvermitteln.

Ist der Suizid schon konkret geplant, so kann ich noch ein letztes Mal versuchen, den Dialog wieder aufzunehmen:

> *»Sie haben sich jetzt also wirklich entschieden und sind hergekommen, um nochmals mit mir zu reden. Wenn Sie sich jetzt schon vergiftet hätten, könnte ich nichts mehr für Sie tun. Was kann ich jetzt für Sie tun? … Was ist es, das Sie jetzt in dieser Situation brauchen?«*

Diese Intervention soll noch einmal den Widerspruch aufdecken zwischen der Absicht und dem realen Verhalten. Im Grunde bezieht mich der Klient immer noch in seine Entscheidung mit ein. Entweder will er die Verantwortung für sich nicht ganz alleine übernehmen, oder er erhofft sich von mir einen Schutz, den er sich selbst nicht zu holen wagt. Letztere Motive habe ich mehrmals bei Jugendlichen, deren Eltern in der Öffentlichkeit standen, kennengelernt. Sie wollten es der Familie einfach ersparen, mit der Psychiatrie in Verbindung gebracht zu werden.

Wenn der Klient mit einer konkreten Suizidabsicht sich nicht von mir selbst in die Klinik bringen lassen will, sage ich ihm, daß mir diese Situation sehr unangenehm ist,

> *»weil ich dann etwas tun muß, was ich gar nicht gerne tue, denn als Therapeut sind mir die Autonomie und Freiwilligkeit meiner Klienten sehr wichtig. Jetzt handle ich aber als Mensch, der nicht zusehen will, wie sich jemand fast vor meinen Augen das Leben nimmt. Das heißt, ich muß jetzt jemanden anrufen, der Sie dort hinbringen wird, wo Sie sich nicht in Gefahr bringen können. – Ich weiß, daß Sie sich vielleicht von mir hintergangen fühlen, aber ich bin überzeugt, daß das, was ich tue, richtig ist.«*

Auch wenn man einen Klienten in dieser Situation nicht mit Gewalt am Gehen hindern sollte, so ist es doch angebracht, ihm mit Bestimmtheit (!) zu vermitteln, den Raum nicht zu verlassen. Der nächste Schritt ist dann, mit einem ärztlichen Kollegen Kontakt aufzunehmen, damit eine gemeinsame und damit sicherere Entscheidung getroffen werden kann. Der Arzt ist in solchen Fällen berechtigt, eine vorläufige Einweisung für 24 Stunden zu veranlassen. Wenn der überweisende bzw. delegierende Arzt nicht erreichbar ist, sind die nächsten Adressen der zuständige diensthabende Arzt im Gesundheitsamt, der ärztliche Notdienst oder die Notaufnahme in der zuständigen Psychiatrie. Auch hier wird man versuchen, den Patienten zu einer freiwilligen Einweisung zu bewegen. Ansonsten muß innerhalb der nächsten 24 Stunden ein richterlicher Beschluß fallen, der die Unterbringung je nach Verfassung des Patienten weiter legitimiert oder für unrechtmäßig erklärt.
Ein Anruf bei der nächsten Polizeidienststelle oder Feuerwehr ist dann notwendig, wenn im Beisein des Therapeuten eine Situation von akuter Selbstgefährdung eintreten sollte; wenn also der Patient z. B. ankündigt, sich aus dem Fenster stürzen zu wollen. Die Beamten reagieren in der Regel schnell auf einen solchen Notruf, aber es ist nicht sicher, daß sie tätig werden. Je nach Auslegung der in dem jeweiligen Bundesland gültigen Unterbringungsgesetze, fühlen sie sich nur dann zuständig, wenn eine ganz konkrete Selbstgefährdung vorliegt. Der Patient müßte also entweder gerade im Begriffe sein, sich zu töten, ein Suizidmittel (z. B. Pistole) mit sich führen oder mindestens seine Absicht nochmal entsprechend darstellen.

4. Übliche Fehler und riskante Interventionen

Ergänzend zu den möglichen Fehlern, auf die ich schon in den einzelnen Kapiteln aufmerksam gemacht habe, möchte ich noch einige weitere Hinweise auf mögliche Gefahren geben, welche besonders im Umgang mit suizidalen Patienten auftreten können.

Bei der Fülle der beschriebenen Interventionsmöglichkeiten ist zunächst die Gefahr anzusprechen, daß mit diesem Angebot vielleicht einem *›therapeutischen Interventionismus‹* (Keupp und Zaumseil 1978) der Weg bereitet wird. Dieser Begriff beschreibt nicht nur einen übersteigerten Glauben an die Macht therapeutischer Interventionen, sondern auch den unreflektierten und/oder übermäßigen Einsatz von Techniken ohne Berücksichtigung der individuellen Bedingungen – ein Vorgehen, welches auch dem therapeutischen Prinzip der ›minimalen Intervention‹ nicht gerecht wird.

Meiner Ansicht nach ist Psychotherapie in ihren am weitesten entwickelten Formen eher als Kunst anzusehen denn als Wissenschaft. Aber auch künstlerisches Handeln gründet auf Wissen und Handwerk, und letztlich sind therapeutische Interventionstechniken nichts anderes als das Handwerkszeug von Therapeuten. Ihr Einsatz kann mehr oder weniger künstlerisch sein, entsprechend unterschiedlich natürlich auch die Wirkung.

Mittlerweile sind sehr viele Psychotherapeuten und deren Ausbilder zu der Überzeugung gekommen, daß diese Kunst kaum adäquat und effizient über Bücher vermittelt werden kann (vgl. Kagelmann 1988). Ich gehe davon aus, daß jeder, der sich entschieden hat, in der Suizidprophylaxe tätig zu werden, genügend Verantwortungsgefühl besitzt, sich auch auf dem direkten Wege fortzubilden oder sich Supervision zu holen. Denn erst dann werden die hier beschriebenen Vorschläge den fruchtbaren Boden finden, auf dem sie sich zum Wohle der Klienten vielleicht sogar weiterentwickeln können.

In diesem Sinne verstehe ich auch die folgenden (unsystematischen) Hinweise. Sie können nicht alle Eventualitäten berücksichtigen und sollen das schon vorhandene therapeutische Wissen und Können nur um einige Aspekte erweitern oder wieder auffrischen.

Latente suizidale Reaktionen übersehen: Dies passiert meiner Erfahrung nach dann, wenn Therapeuten das Problem Selbsttötung für sich weitestgehend tabuisiert haben. Oft ist damit auch eine Abwehr der ›kollektiven Suizidalität‹ verbunden, z.B. durch Vermeiden von Informationen über die allmähliche Vernichtung unserer Lebensbedingungen.

Bagatellisierungen akzeptieren: Therapeuten, die sich durch Suizidabsichten ihrer Klienten überfordert sehen, neigen leicht zu dieser Art, dem Problem aus dem Weg zu gehen. Oft ist dieses Bagatellisieren ein Teil der ›Dissimulation‹ von Patienten, was in der Literatur als ›Ruhe vor dem Sturm‹ bezeichnet wird: die Ruhe, die eintritt, wenn der Patient seine Entscheidung gefällt hat.

Zu schnelle Orientierung auf positive Veränderungen: Dies ist eine Gefahr, in die vor allem Therapeuten geraten, welche die Ratlosigkeit des Patienten nicht verstehen oder nicht ertragen können. Sinnvoller ist es, im Gespräch zunächst eine eher abwartende Haltung einzunehmen, um dann zu entscheiden, ob überhaupt und welche Interventionen in dieser speziellen Situation angemessen sind.

Konventionelle Klischees: Vor allem unter Zeitdruck kommt es bei Betreuern zu (wie ich denke) Verlegenheitsäußerungen wie *»Kopf hoch, das Leben geht weiter«*, *»Da mußten schon viele durch«* u. ä. Zeit- und Personalmangel ist in manchen Einrichtungen oder Berufen eine Beschränkung, um die man weiß und die man deshalb auch schon vorher überdacht haben könnte. Dann ist zumindest folgendes Angebot möglich:

> *»Es gibt sicherlich viel zu Ihrem Problem zu sagen, und es tut mir leid, daß ich jetzt und auch später nicht die Zeit habe, das alles mit Ihnen zu besprechen, aber ich möchte Ihnen gleich eine Möglichkeit anbieten, wo Sie dies tun können. Wären Sie damit einverstanden, wenn ich eine Kollegin anrufe, von der ich glaube, daß Sie dort gut aufgehoben sind, und die sich auch schon häufiger mit Menschen in Ihrer Situation befaßt hat?«*

Abgenützte Beschwörungsformeln: Hier meine ich Sätze wie *»Sie sind noch so jung«*, *»Sie haben doch noch so viel vor sich«*, *»Sie können doch nicht Ihre Familie einfach so im Stich lassen«*

oder *»Das können Sie Ihren Eltern doch nicht antun«.* Gerade das letzte Beispiel zeigt deutlich, daß solche Äußerungen nicht nur unwirksam sind, sondern sogar die gegenteilige Wirkung haben können, denn oft wollen vor allem jugendliche Patienten ihre Eltern mit dem Suizid bestrafen. Sie wollen ihnen also etwas antun und malen sich sogar aus, wie dann alle reuevoll weinend am Grab stehen. Außerdem können solche Appelle die vorhandenen Schuldgefühle und damit die Passivität noch mehr verstärken.

Provokationen: *»Wenn Sie sich unbedingt umbringen wollen, dann tun Sie's doch ... ich werde Sie nicht hindern.«* – *»Ich kann Ihnen gern ein Geschäft sagen, wo Sie sich einen Strick kaufen können.«* Manche halten es nicht für möglich, daß professionelle Helfer überhaupt zu solchen Äußerungen kommen können, aber, wie auch die Berichte anderer Autoren zeigen (vgl. Reimer 1981, S. 2, Beck 1981, S. 265), es passiert ähnliches immer wieder. In eine ähnliche Richtung geht auch ein Interventionsvorschlag von Bandler und Grinder (1985), die quasi als zusätzliche Vertragsbedingung das Angebot machen: *»Wenn Sie am Ende dieser* (Therapie-)*Zeit immer noch glauben, daß Selbstmord angebracht ist, werde ich Ihnen sogar dabei helfen.«* (A.a.O., S. 34) Abgesehen davon, daß dies ein Versprechen ist, mit dessen Einhaltung sich der Therapeut strafbar machen würde, ist es auch unwahrscheinlich, daß der Klient eine solche Äußerung glaubwürdig findet.

Umdeutung der ›Autoaggression‹: Auch wenn es die Psychodynamik des Patienten nahelegt, sollte man bei akuter Suizidalität vermeiden, den Suizid als eine Art Aggression zu deuten, die sich im Grunde nach außen, also gegen andere, richten müßte. Solange der Patient keine Möglichkeiten besitzt, sich angemessen zu wehren, muß diese Intervention einem sich anschließenden Therapieprozeß vorbehalten bleiben. Ansonsten kann dies Schuldgefühle wecken, die in der akuten Situation nicht bearbeitet werden können.

Gründe für ein Weiterleben aufzählen: Es ist zwar sehr immunisierend für den Therapeuten, wenn ihm alle diese Gründe bewußt sind, warum er selbst das Leben liebt. Wenn er versucht, diese oder auch andere Gründe dem Patienten nahezubringen, läuft er Gefahr, sich von den individuellen Erfahrungen des Patienten zu sehr zu lösen. Außerdem wird dies von Patienten eher als Hilflosigkeit interpretiert und kann bei ihnen Verunsicherung auslösen.

Drohungen: Einem jüngeren Klienten, der durch eine Therapeutin seiner Glaubensgemeinschaft betreut wurde, sagte man, wenn er nach einem Suizid wiedergeboren werde, müsse er damit rechnen, behindert zur Welt zu kommen. Der Junge kam erst viele Jahre später zu mir in Therapie und meinte dazu, daß diese Drohung damals bei ihm dazu geführt habe, nicht mehr zu dieser Frau zu gehen. Er habe damals gedacht: *»Die will mich gar nicht verstehen. Die ist auf der Seite meiner Eltern.«*

Beendigung der Sitzung durch den Klienten: Dies darf der Therapeut nicht automatisch akzeptieren. Vor allem, wenn er sich über die aktuellen suizidalen Wünsche des Klienten nicht im klaren ist, sollte er nochmals nachfragen, wie es zu Beginn von Kapitel 3.3 vorgeschlagen wird, um sicher zu sein, daß der Klient zur nächsten Sitzung wiederkommt (vgl. Richman 1986, S. 117).

Terminabsagen durch den Klienten: Auch hier gilt ähnliches, insbesondere wenn der Therapeut merkt, daß ihn die Terminabsage gefühlsmäßig erleichtert oder sogar freut. Er sollte versuchen, auf dem Termin zu bestehen oder einen zeitlich möglichst naheliegenden Ersatztermin zu vereinbaren. Da anzunehmen ist, daß der Therapeut sich in einer ›negativen Gegenübertragungssituation‹ befindet (vgl. Richman 1986, S.123), sollte er sich im optimalen Fall auch noch vor diesem Termin um Supervision bemühen.

Übersehen von Trennungsängsten: Wenn der Patient während eines stationären Aufenthalts engere Beziehungen zu anderen Patienten entwickelt hat, ist es wichtig, bei einem Stationswechsel oder einer bevorstehenden Entlassung zu besprechen, wie diese Kontakte weiterhin möglich bleiben. Dies betrifft natürlich auch die Beziehung zum jeweiligen Therapeuten; insbesondere wenn er in Urlaub geht, sollte der Patient, z. B. durch ein gemeinsames Gespräch mit dem Vertreter, rechtzeitig vorbereitet werden.

Das Problem Suizid aus den Augen verlieren: Wenn die Gedanken an Selbstmord einige Wochen gar nicht mehr auftauchen, sollte man dieses Thema bewußt wieder anschneiden. Dies ist wichtig, um dem Klienten die eigene Aufmerksamkeit deutlich zu machen und um sich entwickelnden Tabuisierungen, die der Klient sich selbst auferlegt oder dem Therapeuten zuschreibt, entgegenzuwirken.

Medikation: Hier besteht weniger die Gefahr in der (wie man früher glaubte) zum Suizid aktivierenden Wirkung, sondern eher in einem Fehlen oder einer nicht ausreichenden Dosis bei vorhandener Indikation. Bei chronisch rezidiver Suizidalität sollte man Angehörige beauftragen, die Einnahme der Medikamente zu kontrollieren, womit ein Horten, aber auch die unregelmäßige Einnahme verhindert werden solllen. (Vgl. Finzen 1988, S. 32 bzw. Finzen 1989, S.117)

Gegenübertragungen ignorieren: Dieser Punkt wurde in einem eigenen Kapitel abgehandelt, weshalb er hier nur der Vollständigkeit halber aufgeführt ist (s. Kap. 1.2).

Unangemessene Therapieziele: Die Überforderung von Patienten findet häufig dann statt, wenn ihre Verletzlichkeit durch Medikamente, insbesondere Neuroleptika in hohen Dosen, maskiert wurde. (Vgl. Finzen 1989, S. 115 f.)

Für die stationäre Therapie stellte Asmus Finzen (1988, S. 34) einige Risikofaktoren auf seiten der Therapeuten zusammen, welche die Suizidalität von Patienten fördern:

- Verweigerung einer angemessenen und indizierten Therapie
- Die Ansicht der Therapeuten, daß sie es mit einem hoffnungslosen Fall zu tun haben
- Die Unfähigkeit, Mitteilungen des Patienten richtig zu verstehen
- Kommunikationsprobleme der Mitarbeiter
- Abschieben der Patienten in das Milieu, wo er suizidal wurde.

Auch die größte Umsicht in diesen angeführten Punkten wird nicht davor schützen, daß irgendwann ein Patient die Gespräche bzw. die Therapie abbricht oder sich im schlimmsten Falle umbringt. Mit einigen Hilfestellungen zur Bewältigung einer solchen therapeutischen wie menschlichen Katastrophe beschäftigt sich das folgende, letzte Kapitel.

5. Wenn der Patient sich gegen das Weiterleben entschieden hat

Bisher habe ich erst einmal die Erfahrung machen müssen, daß einer meiner Patienten sich das Leben genommen hat, und ich möchte hier auch ganz besonders der Ansicht widersprechen, daß man sich erst dann hinreichend therapeutisch erfahren nennen dürfe, wenn irgendwann ein eigener Klient sich selbst getötet hat. Die Kollegen, die mir ihre Probleme mit dem Suizid eines ihrer Klienten schilderten, machten zum Teil auch gar nicht den Eindruck, als ob sie durch diese Erfahrung mehr an Kompetenz gewonnen hätten, sondern berichteten eher von Verunsicherung und – verständlicherweise – einer noch größeren Angst vor solchen Situationen. In einigen Fällen führten die in der Folge erlebten Schuldgefühle allerdings zu der Einsicht, sich speziell für die Suizidprophylaxe weiterbilden zu müssen.
Auch mich hat dieser Patient wieder mit der Tatsache konfrontiert, daß ich letztlich niemenden abhalten kann, sich das Leben zu nehmen. Seine starke Depressivität hatte er in der längeren kontinuierlichen Therapie scheinbar erfolgreich bewältigt, und er meldete sich nur noch sporadisch, um im Sinne einer Rückfallprophylaxe oder sogenannten Booster-Sitzungen aktuelle Probleme zu reflektieren. Von seinem Tod erfuhr ich erst durch die Anfrage einer Lebensversicherung, die hierzu eine Stellungnahme von mir verlangte. Der Hausarzt, den ich anrief, informierte mich dann darüber, daß der Patient sich schon vor etwa zehn Wochen das Leben genommen hatte. Er hatte sich längere Zeit nicht mehr gemelden und ich hatte dabei auch ein ganz gutes Gefühl. Im nachhinein denke ich, es wäre vielleicht sinnvoll gewesen, stärker darauf zu bestehen, auch in dieser Abschlußphase immer mindestens einen festen Termin im voraus zu vereinbaren. Der Patient hätte ihn dann bei Bedarf absagen können und dann einen neuen Termin vereinbaren müssen oder ihn als Abschlußgespräch nutzen können. In diesem Gespräch hätte ich sicherlich die ehemals vorhandenen Suizidabsichten rückblickend wieder angesprochen.

In der ambulanten Arbeit kommt es häufiger vor, daß Therapeuten vom Suizid eines ihrer Patienten erst erfahren, wenn dieser eine Sitzung unentschuldigt versäumt hat und z. B. durch einen Anruf der Kontakt mit einem Angehörigen entstanden ist. Manchmal erfahren Therapeuten auch erst durch die Todesanzeige von der Entscheidung ihres Patienten. Da ein Suizid ein hohes Krisenrisiko für Hinterbliebene darstellt oder sogar im Sinne des ›Werther-Effektes‹ (vgl. Schmidtke und Häfner 1986 sowie Finzen 1989, S. 149 ff.) auch deren Suizidrisiko erhöht sein kann, ist es geboten, *möglichst umgehend mit den Angehörigen Kontakt aufzunehmen.* Die meisten Therapeuten berichten, daß dies schwierig ist. Nach einem ersten Telefongespräch könne aber ein erklärender Brief mit einem Terminvorschlag mögliche Hürden für dieses Gespräch (Schuldgefühle oder die Angst, zum Patienten zu werden) überwinden helfen (vgl. Sonneck 1985, S. 174).
In diesen Gesprächen mit den Hinterbliebenen müssen die betroffenen Therapeuten oft *Vorwürfe* anhören, die meist nur indirekt geäußert werden, aber nicht übergangen werden sollten. Asmus Finzen meint dazu:

> »Schuldvorwürfe von seiten der Angehörigen sollten beim Erstgespräch hingenommen und – auch wenn sie ungerecht sind – erst bei einem späteren, ausführlichen Gespräch geklärt werden. In diesem Gespräch sollen die Angehörigen auch Gelegenheit haben, über ihre eigenen Gefühle zum Suizid, über Gefühle der Mitverantwortlichkeit und Schuldgefühle zu sprechen.« (Finzen 1989, S. 174 f.)

Allerdings ist dem Therapeuten zu empfehlen, sich vor diesen Gesprächen um *Supervision* oder um die Reflexion des Geschehenen mit einem Kollegen seines Vertrauens zu bemühen. Die verständlichen Zweifel und Selbstvorwürfe machen nicht nur eine realistische Analyse der Ereignisse (Umstände des Suizids, Therapeut-Klient-Beziehung, Psychodynamik) erforderlich; zunächst sollte der betroffene Therapeut es sich erlauben, die notwendige emotionale Unterstützung für die eigene Verarbeitung möglicher Insuffizienzgefühle zu holen.
Gregory Bateson bekam einen Brief von einem jungen Mann, dessen Freundin sich umgebracht hatte. Dieser zweifelte nun daran, daß

gute und stabile Beziehungen in solchen Fällen Schutz bieten würden, und sprach von seiner Mutlosigkeit. Bateson antwortete ihm:

»Lieber …
Es tut mir leid, daß ich Ihren Brief nicht beantworten konnte, als ich in Seattle war.
Ich meine, Sie sollten das folgende Szenario betrachten und nach Ihren Vorstellungen vervollständigen (denn letztlich ist es Ihre Überzeugung, daß Änderung notwendig oder ratsam ist): Ihre Freundin hat ihren Selbstmord vollbracht und ist an der Himmelstür angekommen, wo Petrus sie herausfordert, indem er feststellt, daß sie zu früh gekommen ist. Sie sagt, es wäre alles … Schuld.
Es gibt viele Möglichkeiten, dieses Szenario zu vervollständigen, aber wie auch immer: Ihre Freundin müßte zeigen, daß sie im Gegensatz zu Ihnen keinen freien Willen gehabt hat. Ich würde meinen, entweder hatten Sie alle beide einen freien Willen oder aber keiner von Ihnen.
Es ist natürlich für Sie – und alle Therapeuten – angenehmer, zu glauben, sie hätten mehr freien Willen als ihre Patienten. Aber dem ist nicht so.
Ihr Problem besteht darin, damit aufzuhören, zwischen der Arroganz ›Ich hatte die Macht und das Wissen zu helfen‹ und der Selbstzurückweisung ›Ich habe versagt‹ hin und her zu taumeln.
Ihre zweite Frage ist weit schwieriger, aber die Antwort folgt vermutlich aus dem, was ich gerade gesagt habe. Sie werden immer von den Dingen in Panik getrieben, die sich unvermeidlich in jeder therapeutischen Gemeinschaft abspielen, wenn Sie die Macht und die Weisheit desjenigen, der diese Gemeinschaft leitet (insbesondere wenn Sie selbst es sind), von Anfang an falsch einschätzen. Was ein einzelnder Mensch für einen anderen Menschen tun kann, ist nun nicht gerade überhaupt nichts, denn es erleichtert den Hilfesuchenden sicher manchmal, daß sich auch der Helfer darüber im klaren ist, wie wenig Hilfe geleistet werden kann. Vorübergehender Schutz vor den kalten Winden einer wahnsinnigen Zivilisation, gemeinsam vergossene Tränen und gemeinsames Lachen – das ist es dann auch schon.
Mit freundlichen Grüßen
Gregory Bateson, Santa Cruz, Kalifornien« (Bateson 1987)

Dieser Brief zeigt sehr deutlich, daß Selbstvorwürfe im Sinne von »Ich habe die ganze Schuld daran« einem Patienten, der sich klar entschieden hat, nicht gerecht werden können. Für mich war es in diesem Zusammenhang eine Bereicherung, den ›Diskurs über den Freitod‹ von Jean Amery (1976) ein zweites Mal zu lesen. Er meint, daß dieser Diskurs dort anfange, wo jede Psychologie aufhöre und auch aufzuhören habe. Er plädiert für die Anerkennung des Freitods (›Selbstabschaffung‹) als einen natürlichen Tod für den Menschen, denn er sei oft humaner und würdiger als der Tod, den man passiv erleide. ›Als Todesart sei der Freitod frei‹ im Gegensatz zu dem ›zum Tode hin leben‹. Amery geht davon aus, daß mancher im Augenblick der Durchführung den höchsten Grad an Authentizität erreicht hat, den er möglicherweise in dem ihm bevorstehenden Leben niemals mehr erreicht haben würde (vgl. a.a.O., S. 22 ff.).

Ein Seminarteilnehmer berichtete, daß nach jedem Suizid auf seiner Station der Chefarzt bei der Visite der gesamten Belegschaft *›quasi die Absolution‹* erteile. Er betone dabei die Grenzen der institutionellen und therapeutischen Möglichkeiten und meine, es müsse sich somit hier niemand schuldig fühlen. Danach werde dieses Thema üblicherweise tabuisiert. Auch wenn dies für die Psychohygiene der Mitarbeiter günstig sein mag, so behindert die anscheinend kollektive Verdrängung des Themas die Verbesserung des professionellen Umgangs mit solchen Patienten. Wenn z. B. eine *Fehleranalyse* in einem vertrauensvollen Klima durchgeführt werden kann, so hilft dies nicht nur, die Schuldgefühle realistischer zu bewerten, sondern auch, die Punkte zu finden, wo bei ähnlich gelagerten Fällen die Zusammenarbeit besser klappen oder man früher aufmerksam werden könnte.

Ich habe Therapeuten kennengelernt, die es heute bereuen, daß sie nicht zu den *Trauerfeierlichkeiten* bzw. der *Beisetzung* gegangen sind; dies nicht nur aus Gründen der Pietät den Angehörigen gegenüber, sondern auch, weil sie heute meinen, für sich selbst eine gute Möglichkeit verpaßt zu haben, das Geschehene emotional besser zu bewältigen. Der *fiktive Abschiedsbrief*, wie er oben beschrieben ist (Kap. 3.12, S. 109), kann für den Therapeuten einen guten Ersatz darstellen. Eine schriftliche *Beileidsbekundung* an die Angehörigen versteht sich von selbst.

Das Ergebnis der (nachträglichen) Supervision eines solchen Falles kann natürlich sein, daß dem Therapeuten nahegelegt werden muß, vorläufig keine suizidgefährdeten Patienten mehr zu behandeln. Meist jedoch wollen die betroffenen Therapeuten selbst davon absehen, in nächster Zeit weitere ähnliche Fälle zu übernehmen, bzw. sie bemühen sich für noch laufende Fälle um spezifische Supervision. Bisher habe ich bei meiner Tätigkeit nur einen Therapeuten kennengelernt, der es auch für die spätere Zukunft für sich ausschloß, suizidale Klienten zu behandeln. Er tat dies mit Rücksicht auf seine eigene Persönlichkeitsstruktur. Die Tätigkeit als Arzt in der Psychiatrie machte ihm eigentlich viel Freude, er meinte aber, ihm würde genau diese Arbeitsfreude vollkommen verlorengehen, wenn er sich mit sehr depressiven Patienten auseinandersetzen müsse.
Die nach einem Suizid üblichen *forensischen Ermittlungen* sind weniger auf fehlerhaftes therapeutisches Handeln bezogen, sondern vor allem auf den Ausschluß von Fremdeinwirkung (Tötungsdelikt). Im ambulanten Setting entfallen auch die Möglichkeiten offensichtlicher Fahrlässigkeit oder Verstöße gegen Regeln einer Hausordnung, wie dies z. B. in der Klinik der Fall sein kann. Ambulant arbeitende Psychologen sollten jedoch bei der Abschätzung der Suizidalität eines Patienten auch einen Arzt (Psychiater, Nervenarzt) hinzugezogen haben.
Vor einer Stellungnahme gegenüber den Ermittlungsbehörden kann es ratsam sein, sich mit einem Anwalt oder – bei drohenden Strafverfahren (was selten vorkommt) – rechtzeitig mit einem Sachverständigen in Verbindung zu setzen.

Ich wünsche jedem Leser und seinen Patienten bzw. Klienten, daß er solche Situationen vermeiden kann. Falls dieses Buch einen Beitrag dazu zu leisten vermochte, so hätte sich diese Arbeit mehr als gelohnt. Da ich vermute, daß mich dieses Thema auch noch länger beschäftigen wird, bin ich an Rückmeldungen, Kritik und weiteren Anregungen sehr interessiert.

Anhang A

Prozeßmodell für die Arbeit mit suizidalen Patienten/Klienten

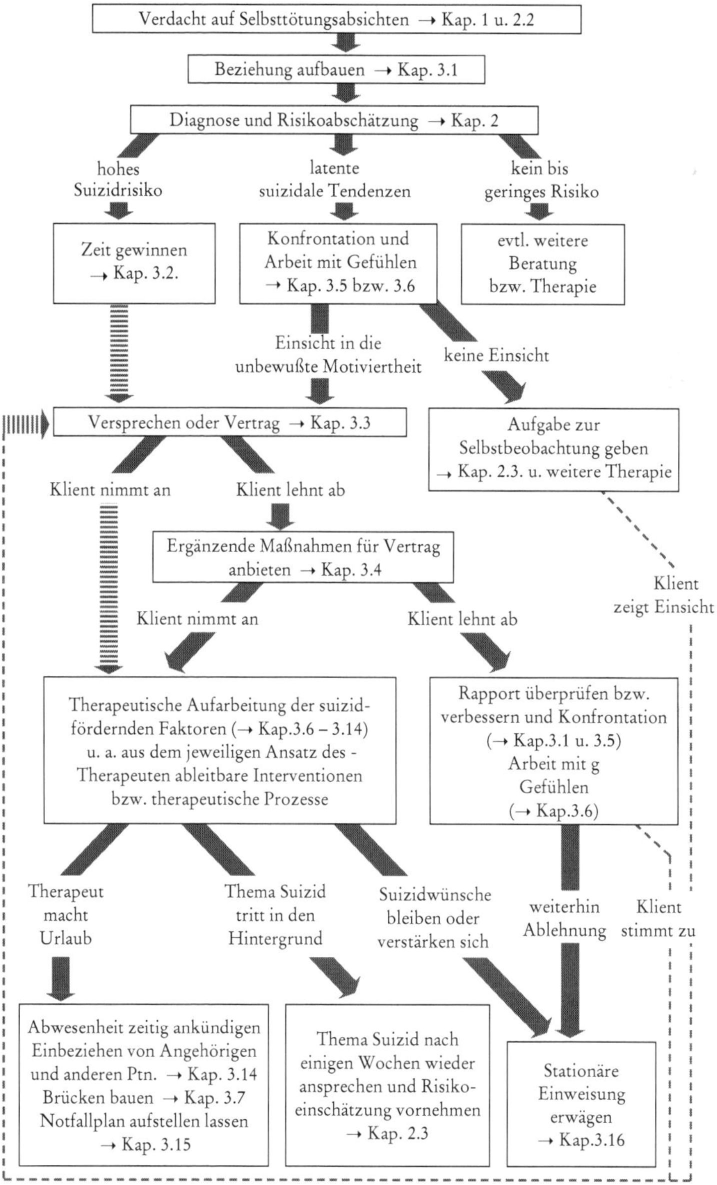

Anhang B

FKEEV: FRAGEBOGEN ZUR KONTINUIERLICHEN ERFASSUNG DES ERLEBENS UND VERHALTENS

Schlüsselnr.: _______ Das heutige Datum:_______

Bitte beantworten Sie folgende Fragen im Hinblick auf die Zeit, die seit der letzten Sitzung vergangen ist, indem Sie ein Kreuz an die entsprechende Stelle zwischen den Gegensatzpaaren machen: In dieser Zeit war ich …

	STIMMUNG	
bedrückt	O—O—O—O—O—O—O	unbeschwert
traurig	O—O—O—O—O—O—O	fröhlich
lebensmüde	O—O—O—O—O—O—O	lebenslustig
verzweifelt	O—O—O—O—O—O—O	hoffnungsvoll
unzufrieden	O—O—O—O—O—O—O	zufrieden
	AKTIVITÄT	
müde	O—O—O—O—O—O—O	wach
energielos	O—O—O—O—O—O—O	tatendurstig
träge	O—O—O—O—O—O—O	aktiv
schwunglos	O—O—O—O—O—O—O	schwungvoll
entschlußlos	O—O—O—O—O—O—O	entschlußfreudig
teilnahmslos	O—O—O—O—O—O—O	teilnahmsvoll
ziellos	O—O—O—O—O—O—O	zielstrebig
matt	O—O—O—O—O—O—O	frisch
	SPANNUNG–ENTSPANNUNG	
angespannt	O—O—O—O—O—O—O	entspannt
unruhig/nervös	O—O—O—O—O—O—O	ruhig
aufgeregt	O—O—O—O—O—O—O	gelassen
gereizt	O—O—O—O—O—O—O	ausgeglichen
	(1) (2) (3) (4) (5) (6) (7)	

Anhang C

Fragebogen zu den Ängsten von Psychotherapeuten bei ihrer Arbeit mit suizidalen Patienten

Fragebogen:

Schätzen Sie bitte ein, wie stark Sie die folgenden Ängste ihren suizidalen Patienten gegenüber erleben.

A. Persönlichkeitsspezifische Ängste:	sehr stark					gar nicht
1. Grundsätzliche Angst vor den Themen »Tod« und »Sterben«	5	4	3	2	1	0
2. Vermeidung des Themas wegen möglicher eigener Suizidalität bei ähnlichen Lebenssituationen (Angst vor dem eigenen Zustimmen)	5	4	3	2	1	0
3. Angst vor den möglichen intensiven Gefühlen des Klienten	5	4	3	2	1	0
4. Scheu, den Klienten mit seinem bisherigen »Versagen« im Leben zu konfrontieren	5	4	3	2	1	0
5. Eigene religiöse/eth. Unsicherheiten oder Festgelegtheit bzgl. des Themas	5	4	3	2	1	0
6. Angst vor der Verantwortung	5	4	3	2	1	0
7. Angst vor den Konsequenzen eines Patientensuizids	5	4	3	2	1	0
8. Angst vor möglichen aggressiven Impulsen des Patienten	5	4	3	2	1	0
9. Angst, den eigenen Lebenssinn hinterfragen zu müssen	5	4	3	2	1	0

B. Ängste, bezogen auf die therapeutischen Kompetenzen:

10. Angst vor Fehleinschätzung und den damit verbundenen Konsequenzen 5 ——4——3——2 —1 - -0

11. Angst, den Patienten durch das Ansprechen ›erst auf die Idee zu bringen‹ 5 ——4——3——2 —1 - -0

12. Angst vor dem Manipuliertwerden durch den Patienten 5 ——4——3——2 —1 - -0

13. Angst vor mangelndem eigenen Einfühlungsvermögen 5 ——4——3——2 —1 - -0

14. Angst, die dem Thema angemessene Sprache nicht zu finden 5 ——4——3——2 —1 - -0

15. Angst, keine Interventionsmöglichkeiten zu bieten zu haben 5 ——4——3——2 —1 - -0

Abb. 1: Die Rangfolge der Ängste von Psychotherapeuten (N = 289) bezogen auf suizidale Patienten (185 Frauen und 105 Männer. Alter: 26 – 58, M = 35,85; SD = 6,68; vgl. Dorrmann 1996)

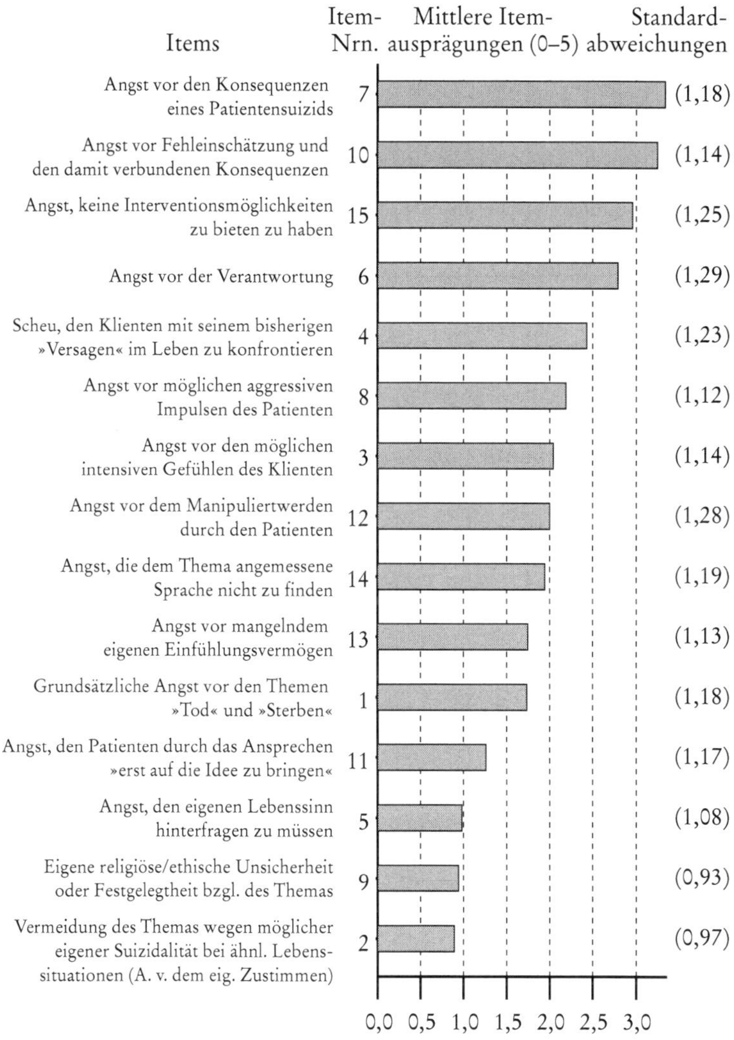

Anhang D

1. Bibliotherapeutische Literatur

a) für Betroffene

Leider sind einige dieser z. T. sehr hilfreichen Bücher vergriffen, wie das bei guten Büchern ja oft der Fall ist. Ich hoffe, sie sind mittlerweile in einer Neuauflage erhältlich. Falls nicht, halte ich es in Einzelfällen wirklich für lohnenswert, das jeweilige Exemplar in einer Bibliothek zu kopieren.

Hömmen, Christa (1989). Mal sehen, ob ihr mich vermißt. Menschen in Lebensgefahr. Reinbek: Rowohlt
Ein Buch für Jugendliche ab etwa 13 Jahren, die selbst nicht mehr weiterwissen. Es enthält Lebensgeschichten und Informationen zum Problem der Selbsttötung und beschäftigt sich mit der Analyse von Motiven, mit Vorurteilen. Außerdem werden Regeln für den Umgang mit Gefährdeten angegeben sowie Möglichkeiten professioneller Hilfsangebote (inkl. Adressen) erläutert.

Quinnett, Paul G. (1990). Warum mit dem Leben Schluß machen? Rat und Hilfe für Gefährdete und für die, die sie verstehen und lieben. Freiburg: Herder. Dieses Buch war lange Zeit vergriffen, ist dann aber wieder erschienen unter dem neuen Titel: Es gibt besseres als den Tod. Freiburg: Herder. Leider ist es schon wieder vergriffen, aber es ist sicher in Bibliotheken auszuleihen – und es lohnt sich, es zu kopieren:
Der amerikanische Psychologe hat das schwierige Problem, ein Selbsthilfebuch zu dem Thema Suizid zu verfassen, auf eine sehr einfühlsame, direkte und doch zurückhaltende Weise gelöst. Der Leser wird angeregt, sich Zeit zu nehmen und sich auf ein gedankliches Gespräch mit dem Autor über das Für und Wider einzulassen, wobei auch die mögliche Skepsis des Lesers immer wieder angesprochen wird. Der Arzt Michael Heinrich von der Deutschen Gesellschaft für Suizidprävention schrieb das Nachwort über professionelle Hilfen in der Bundesrepublik.

Diekstra, Rene & Gary McEnery (1995). Der letzte Ausweg. Denkanstöße für Selbstmordgefährdete. München: Kabel
Ein sehr persönliches Buch, ähnlich konzipiert wie das von Quinnett, aber insbesondere auch für jüngere Menschen oder Jugendliche geeignet mit Anregungen zur Selbsteinschätzung und Übungen.

Roud, Paul C. (1992). Diagnose: Unheilbar, Therapie: Weiterleben. Stuttgart: Kreuz
Für Menschen mit terminalen Erkrankungen, die die Hoffnung nicht auf-

geben wollen. Hier sind 10 Fälle sehr ausführlich dokumentiert, in denen trotz ungünstigster Prognose bei schweren Erkrankungen eine Spontanremission eintrat. Dies ist eines der ersten populärwissenschaftlichen Bücher über dieses Phänomen gewesen. Mittlerweile gibt es weitere.

Teismann, T. & W. Dorrmann (2015). Suizidgefahr? Ein Ratgeber für Betroffene und Angehörige. (Ratgeber zur Reihe »Fortschritte der Psychotherapie« – Band 32), Göttingen: Hogrefe

Wolf, Doris (1991). Einen geliebten Menschen verlieren. Vom schmerzlichen Umgang mit der Trauer. Mannheim: PAL
Für Menschen, die den Tod eines nahen Angehörigen betrauern und dadurch selbst im Leben keinen Sinn mehr sehen können. Beschreibt zunächst, was wir über den Tod wissen sollten (Interkulturelles, Mythen, Trauerverarbeitung etc.), und beschreibt im 2. Teil konkrete Strategien der Trauerarbeit. Ein sehr einfühlsam geschriebenes Buch, das sich von den i. d. R. rationalen kognitiven Konzepten der Bücher aus dem PAL-Verlag abhebt.

b) für Angehörige

Dioda, Carin & Gomez, Tina (1999). Warum konnten wir dich nicht halten? Wenn ein Mensch, den man liebt, sich das Leben genommen hat. Zürich: Kreuz-Verlag
Die Autorinnen lassen Fachleute und Betroffene zu Wort kommen. Damit wollen sie anderen Betroffenen Mut machen und zeigen, daß das Leben auch nach einem so traumatischen Erlebnis wieder lebenswert werden kann. – Im Anhang Adressen für Betroffene in Deutschland, Österreich und der Schweiz.

Ötzelsberger, M. (1999). Suizid. Das Trauma der Hinterbliebenen – Erfahrungen und Auswege. Berlin: Ch. Links Verlag
Der Autor beschreibt anhand zahlreicher Beispiele, mit welch unterschiedlichen Problemen Angehörige und Mitmenschen im Falle eines Suizids zwangsweise konfrontiert werden. Das Buch zeigt Bewältigungsstrategien, Auswege und Hilfsangebote auf, die aus dem Suizidtrauma herausführen.

Böhle, Solveig (1992). Damit die Trauer Worte findet. Gespräche mit Zurückbleibenden nach einem Suizid. München: Scherz; als Taschenbuch bei dtv

Dickhaut, Hans H. (1995). Selbstmord bei Kindern und Jugendlichen. Ein Handbuch für helfende Berufe und Eltern. Weinheim: Beltz

Kösler, H. & Nikodem, B. (1996). Bitte hört, was ich nicht sage. Signale von Kindern und Jugendlichen verstehen, die nicht mehr leben wollen, München: Kösel

Ide, Helga (1988). Mein Kind ist tot. Trauerarbeit in einer Selbsthilfegruppe. Reinbek b. H.: Rowohlt

Hömmen, C. (1989). s. o.

Teismann, T. & W. Dorrmann (2015). Suizidgefahr? Ein Ratgeber für Betroffene und Angehörige. (Ratgeber zur Reihe »Fortschritte der Psychotherapie« – Band 32), Göttingen: Hogrefe

Wolf, D. (1991). s. o.

2. Literatur für Berater und Psychotherapeuten

a) Philosophische und juristische Aspekte

Amery, J. (1974). Hand an sich legen: Diskurs über den Freitod. Stuttgart: Klett-Cotta

Pohlmeier, H., Schöch, H. & Venzlaff, U. (Hg.) (1996). Suizid zwischen Medizin und Recht. Stuttgart: G. Fischer

Wolfslast, G. & K. W. Schmidt (Hg.) (2005). Suizid und Suizidversuch. Ethische und rechtliche Herausforderungen im Klinischen Alltag. München: C. H. Beck

b) Hilfen in der akuten Krise

Finzen, A. (1997, neu überarb. Aufl.) Suizidprophylaxe bei psychischen Störungen. Bonn: Psychiatrie-Verlag mit Thieme-Verlag

Rupp, M. (2002, 2. überarb. Auflage). Notfall Seele. Ambulante Notfall- und Krisenintervention in der Psychiatrie-und Psychotherapie. Stuttgart: Thieme

Teismann, T. & W. Dorrmann (2014). Suizidalität. Fortschritte d. Psychotherapie. Göttingen: Hogrefe

Dorrmann, W. (2021). Konzept eines Trainingsseminars für Berater*innen und Psychotherapeut*innen zur Suizidprophylaxe. In: Ortiz-Müller, W., S. Gutwinski & B. Gahleitner (Hgg), Praxis Krisenintervention – Handbuch für helfende Berufe: Psychologen, Ärzte, Sozialpädagogen, Pflege- und Rettungskräfte. 3. überarbeitete Auflage, Stuttgart: Kohlhammer-Verlag, S. 85–102

c) Für längerfristig angelegte Therapiekonzepte

Freeman, A. & M. A. Reinecke (1995). Selbstmordgefahr? Erkennen und Behandeln: Kognitive Therapie bei suizidalem Verhalten. Bern: Huber

Henseler, H. & Reimer, Ch. (Hrsg.) (1981). Selbstmordgefährdung. Zur Psychodynamik und Psychotherapie. Stuttgart: Frommann-Holzboog

Kind, J. (1992). Suizidal. Die Psychoökonomie einer Suche. Göttingen: Vandenhoeck & Ruprecht

Swientek, C. (1990). Wenn Frauen nicht mehr leben wollen. Reinbek b. H.: Rowohlt

Wedler, H., Wolfersdorf, M. & Welz, R. (Hrsg.) (1992). Therapie bei Suizidgefährdung. Regensburg: Roderer

d) Zeitschriften

Suizidprophylaxe – Theorie und Praxis. (Zeitschrift der Deutschen Gesellschaft für Suizidprävention; DGS). Regensburg: Roderer

Crisis Int. J. of Suicide and Crisis Studies (Zeitschrift der International Association for Suicide Prevention; IASP) Toronto: Hogrefe & Huber

Archives of Suicide Research (Zeitschrift der International Academy of Suicide Research). Dordrecht: Kluver

3. Wichtige Kontakte:

Deutsche Gesellschaft für Suizidprävention – Hilfe in Lebenskrisen e.V. (DGS),
Stromberger Straße 2
55545 Bad Kreuznach
Telefon: 0671-20 27 85 66
Email: dgs.gf@suizidprophylaxe.de

Adressen von Krisendiensten und von weiteren Hilfsangeboten finden sich auf der Homepage der DGS: www.suizidprophylaxe.de

Rufnummern der Telefonseelsorge (gebührenfrei)
0800/1110111 und 0800/1110222
0800/1110333 (für Kinder und Jugendliche Mo–Fr 15–19 Uhr)
Für Österreich: 0043/1/142
Für die Schweiz: 0041/143

Krisendienste: Ein Verzeichnis von solchen Hilfseinrichtungen, welches ständig aktualisiert wird, ist auf der Homepage der Berliner Beratungsstelle NEUhland, (Nikolsburger Platz 6), 10717 Berlin, Tel.: 030/873 01 11 erhältlich: www.neuhland.net

Selbsthilfegruppen, die in vielen größeren Städten Deutschlands existieren. Informationen bei:

- Die Nationale Kontakt- und Informationsstelle zur Anregung und Unterstützung von Selbsthilfegruppen (NAKOS), Otto-Suhr-Allee 115, 10585 Berlin-Charlottenburg
  Telefon: 030/31 01 89 60; Fax: 030/31 01 89 70
  Homepage: www.nakos.de
- Die regionalen Untergliederungen finden sich unter dem Namen »Kontakt und Informationsstellen für Selbsthilfegruppen« (KISS)
- Angehörigengruppe um Suizid (AGUS), www.agus-selbsthilfe.de
  Neben telefonischer Beratung, Infobroschüren und Downloadmaterialien bietet AGUS deutschlandweit Selbsthilfegruppen für Suizidhinterbliebene an.
  Tel: 0921-150 03 80 (Mo–Do: 9–15 Uhr, Mi: 17–19 Uhr)
- Bundesverband Verwaiste Eltern in Deutschland e.V., www.veid.de
  Sitz in Leipzig, Tel.: 0341-9468884, Tel. 0341-9468884, Email: kontakt@veid.de

4. Adressen im Internet

a) Foren: Diskussionsgruppen, in denen neueste Informationen zu den entsprechenden Themen ausgetauscht werden. Hier findet man Betroffene wie professionelle Teilnehmer. Wie es die anarchistische Konzeption des Internet möglich macht, bekommt man hier auch Informationen über (z.T. fragwürdige) Methoden, sich das Leben zu nehmen. Manche der Gruppen sind allerdings moderiert, so dass auch nur bestimmte Themen angesprochen werden können und ein gewisses Niveau erhalten bleibt. In den letzten Jahren äußerten sich hierzu sehr kritische Stimmen, da entsprechend der Alterstruktur der Benutzer des Internets auch viele Jugendliche an diesen Gruppen beteiligt waren. Diese würden sich sehr von der Idee des Freitods faszinieren lassen und hier wenig Unterstützung für eine Lösung ihrer Probleme erhalten. Eine Reaktion darauf war die Schaffung von Suizidforen für Erwachsene (wenn sich das Alter überhaupt kontrollieren lässt) und die Errichtung von eindeutig auf Hilfe ausgerichteten Foren. Mittlerweile wurden aber auch viele der in der letzten Auflage dieses Buches erwähnten Foren (z.B. selbstmordforum.de, selbstmordgedanken.info und selbstmord.de) geschlossen oder umbenannt. Derzeit existiert noch:

www.hoffnungsschimmer-forum.de
Ein moderiertes Forum mit 15000 Mitgliedern, die sich zu unterschiedlichsten Themen austauschen. Die Diskussion von geeigneten Suizidmethoden ist in diesem Forum nicht erlaubt.

b) Homepageadressen:
Mittlerweile hat sich bei den einschlägigen deutschsprachigen Internetadressen eine deutliche Stabilität eingestellt, weshalb die hier aufgeführten Links auch als langlebig angesehen werden können. Heute verwenden Internet-Nutzer allerdings zunächst die üblichen Suchmaschinen, bevor sie einzelne Adressen eingeben. Hier nun eine aktualisierte Linksammlung (Stand: 29.7.2021):

Seiten für im Bereich der Suizidprophylaxe professionell Tätige:

www.suizidprophylaxe.de/
Die Homepage der Deutschen Gesellschaft für Suizidprävention (DGS)

www.suizidpraevention-deutschland.de
Das Nationale Suizidpräventionsprogramm für Deutschland (NasPro)

www.iasp.info/
Die Homepage der International Association for Suicide Prevention (IASP)

www.suicidology.org/
Die Homepage der American Association of Suicidology (AAS)

www.afsp.org/
Die American Foundation for Suicide Prevention.

www.kompetenznetz-depression.de
Das Bundesministerium für Bildung und Forschung fördert dieses Projekt, welches als Ziel, die Bildung überregionaler Netzwerke für spezifische Krankheiten hat. Die Kooperation und der Wissenstransfer zwischen den Forschungseinrichtungen und den verschiedenen Versorgungsebenen sollen verbessert werden.

www.krisen-intervention.de
Hier findet sich meine eigene Homepage mit Informationen für Menschen in Krisen sowie Arbeitsmaterialien für Fortbildungsseminare und Lehrvideos zu den Themen Suizidprophylaxe und ein hypnotherapeutisches Traumatherapiekonzept.

Seiten für Betroffene und Angehörige:

www.telefonseelsorge.de
Die Telefonseelsorge im Internet eröffnet mit diesem Angebot im Netz eine Möglichkeit für verlässliche Kontakte. Diese Kontakte können die Beziehungen im »wirklichen Leben« nicht ersetzen, aber ergänzen – manchmal vielleicht auch erst vorbereiten. Das Angebot ist Krisenintervention, Begleitung und Beratung.

http://www.kinderundjugendtelefon.de
Stiftung Deutsche Kinder-, Jugend- und Elterntelefone – Nummer gegen Kummer e.V.

http://www.ak-leben.de/
Die Arbeitskreise Leben (AKL/PSB) in Baden Württemberg. Informationen zu folgenden Stichworten: Selbstmord, Lebenskrisen, Selbstmordverhütung, Krise, Suizid, Suizidversuch, ehrenamtlich Mitarbeiten, Krisenbegleiter, Beratung in Baden-Württemberg u.a.

www.neuhland.de
Eine sehr informative Seite über Jugendsuizid sowie Hilfsangebote in Berlin.

www.agus-selbsthilfe.de/
Hier findet sich das Forum für trauernde bzw. betroffene Angehörige.

www.veid.de
Für die Verwaisten Eltern in Deutschland e.V. haben inzwischen viele betroffene Mütter und Väter ehrenamtlich verschiedene Aufgaben übernommen. Sie haben selbst Hilfe erfahren und helfen nun ihrerseits, vor allem da, wo ihre Erfahrungen und Kompetenz durch »Fachleute« nicht ersetzt werden kann.

www.u25-freiburg.de
Informationen und Online-Beratung für junge Menschen unter 25 Jahren in Krisen und Suizidgefahr. Eine Plattform der Peerberatung, die inzwischen in weiteren 9 Städten Fuß gefasst hat.

www.frnd.de
Seit 2001 klärt der Verein »Freunde fürs Leben« Jugendliche und junge Erwachsene über die Themen Suizid und seelische Gesundheit auf. Die Gründer haben selbst geliebte Menschen durch Suizid verloren. Als Kommunikations- und PR-Experten haben sie es sich zur Aufgabe gemacht, über das Tabu-Thema Suizid aufzuklären.

www.befrienders.org
Die Seite von »Befrienders International« einer Organisation zur Suizidprävention mit 31 000 ehrenamtlichen Mitgliedern in über 40 Ländern.

Literaturverzeichnis

Abramson, L. Y., Seligman, M. E. P. & Teasdale, J. D. (1978). Learned helplessness in humans: critique and reformulation. Journal of Abnormal Psychology, 87, 49–74

Adams, K. S., Bouckoms, A. & Scarr, G. (1980). Attempted suicide in Christchurch: A controlled study. Australian and New Zealand Journal of Psychiatry, 14, 305–314

Amery, J. (1974). Hand an sich legen: Diskurs über den Freitod. Stuttgart.: Klett-Cotta

Balck, F., Reimer, C. & Jenisch, V. (1981). Suizidalität und Partnerschaft. In: Henseler & Reimer, S.28–54

Bandler, R. (1987). Die Veränderung des subjektiven Erlebens. Paderborn: Junfermann

Bandler, R. & Grinder, J. (1981). Metasprache und Psychotherapie. Paderborn: Junfermann

Bandler, R. & Grinder, J. (1985). Reframing. Paderborn: Junfermann

Bateson, G. (1987). Ratschlag für den Freund einer Selbstmörderin. Zs. für Systemische Therapie, 5 (1), 26–27

Beck, A. T. (1981). Kognitive Therapie der Depression. München: Urban & Schwarzenberg, S. 259–275

Beck, A. T., Rush, J., Kovacs, M. (1978). Therapeuten-Manual für die Kognitive Verhaltenstherapie bei Depression. DGVT, Tübingen (Materialien Nr. 5)

Berne, E. (1967). Spiele der Erwachsenen. Reinbek: Rowohlt

Birnbacher, D. (1990). Selbstmord und Selbstmordvorsorge aus ethischer Sicht. In: Leist, A. (Hg.), Um Leben und Tod. Frankfurt/M.: Suhrkamp

Blackburn, B. (1986). Was Sie über den Selbstmord wissen sollten. Wuppertal: Blaukreuz

Böhme, K. (1991). Risk taking behaviour versus parasuicide. Vortrag auf dem 16. IASP-Kongreß, Hamburg 1.–5. 9. 1991

Cade, B. W. (1983). Die Potenz der Impotenz. Zeitschrift für Systemische Therapie, 1 (3), 21–26

Davison, G. C. & Neale, J. M. (1988, 3. Aufl.). Klinische Psychologie. München: PVU

Dietze, G. (Hg.) (1981). Freitod in Selbstzeugnissen. Darmstadt: Luchterhand

Dorrmann, W. (1987a). Das Bedürfnis nach Kontrolle: Eine vernachlässigte Variable in der Theorie der Gelernten Hilflosigkeit. Dissertation, Universität Bamberg

Dorrmann, W. (1987b). Die Kombination kognitiver und verhaltenstherapeutischer Techniken bei depressivem Verhalten nach einem Selbsttötungsversuch. Verhaltensmodifikation und Verhaltensmedizin, 8, 69–101

Dorrmann, W. (1991). Suizidprophylaxe aus der Sicht des Praktikers. Suizidprophylaxe, 18 (3), 243–249

Dorrmann W. (1996). Die Ängste von Psychotherapeuten bei ihrer Arbeit mit suizidalen Patienten. Erste Ergebnisse einer Untersuchung. In: Dorrmann W.: *Sui-*

zid. Therapeutische Interventionen bei Selbsttötungsabsichten, ed 2, revised. München, Pfeiffer

Dorrmann, W. (1998). Suizidale Patienten: Wie geht es den Therapeuten? Motive – Ängste – Psychohygiene. Verhaltenstherapie und psychosoziale Praxis, 30 (1), 33–45

Dorrmann, W. (1999). Verhaltenstherapeutische Interventionen bei Suizidalität. Fundamenta Psychiatrica, 13, 35–42

Dorrmann, W. (2003). Verhaltenstherapeutische Vorgehensweisen bei akuten suizidalen Krisen. Psychotherapie im Dialog, 4 (4), 330–339

Dorrmann, W. (2005). Pro und Contra von Verträgen bei Patienten in akuten suizidalen Krisen. Verhaltenstherapie, 15 (1), 39–46

Dorrmann, W. (2007). Suizid und Suizidalität – Ansätze zur Prävention. Die Krankenversicherung, Schwerpunktthema: Psychische Erkrankungen, 2007 (5), 151–153

Dorrmann, W. (2008). Menschen in suizidalen Krisen. In: M. Hermer & B. Röhrle, Handbuch der therapeutischen Beziehung. Band 2 – Spezieller Teil. Tübingen: dgvt-Verlag, S. 1449–1476

Dorrmann, W. (2011). Microteaching als Lehr- und Lernmethode in der Psychotherapieausbildung. Eine Einführung und praktische Anleitung für Dozentinnen und Dozenten. Materialie 66. Tübingen: dgvt-Verlag

Dorrmann, W. (2013). Hesselbacher Colloquium 2012 – Hypnotherapie in der Suizidprophylaxe. Hypnotherapeutische Gesprächsführung bei Patienten/innen in suizidalen Krisen. Formulierungsbeispiele für hypnotherapeutische Kommunikationsmuster. Hypnose-ZHH, 8 (1+2), 183–198

Dorrmann, W. (2021). Konzept eines Trainingsseminars für Berater*innen und Psychotherapeut*innen zur Suizidprophylaxe. In: Ortiz-Müller, W., S. Gutwinski & B. Gahleitner (Hrsg) Praxis Krisenintervention – Handbuch für helfende Berufe: Psychologen, Ärzte, Sozialpädagogen, Pflege- und Rettungskräfte. 3. überarbeitete Auflage, Stuttgart: Kohlhammer-Verlag, S. 85–104

Dorrmann, W. & Hinsch, R. (1981). Der IE-SV-F. Ein differentieller Fragebogen zur Erfassung von Attribuierungsgewohnheiten in Erfolgs- und Mißerfolgssituationen. Diagnostica, 27, 360–378

D'Zurilla, T. J. & Goldfried, M. R. (1971). Problem solving and behavior modification. Journal of Abnormal Psychology, 78, 107–126

Ellis, A. (1977). Die rational-emotive Therapie. München: Pfeiffer

English, F. (1980). Transaktionsanalyse. Gefühle und Ersatzgefühle in Beziehungen. Hamburg: ISKO-Press, S. 129 ff.

Erickson, M. H. (1986). Meine Stimme begleitet Sie überall hin. Stuttgart: Klett-Cotta

Farberow, N. L. (1980). The many faces of suicide. New York: McGraw Hill

Farrelly, F. & Brandsma, J. M. (1986). Provokative Therapie. Berlin u. a.: Springer

Federn, P. (1929). Die Diskussion über den Selbstmord, insbesondere den Schülerselbstmord im Wiener Psychoanalytischen Verein 1910. Zs. für psychoanalytische Pädagogik, 3, 334–379

Finzen, A. (1988). Der Patientensuizid. Untersuchungen, Analysen, Berichte zur Selbsttötung psychisch Kranker während der Behandlung. Bonn: Psychiatrie Verlag

Finzen, A. (1989). Suizidprophylaxe bei psychischen Störungen. Bonn: Psychiatrie Verlag; überarb. Neuaufl. 1997

Frankl, V. E. (1988, 3. Aufl.). Die Sinnfrage in der Psychotherapie. München: Piper

Frey, W. (1985). Crying: the mystery of tears. Minneapolis: Winston Press

Giernalczyk, T. (1995). Lebensmüde. Hilfe bei Selbstmordgefährdung. München: Kösel

Gordon, W. J. J. (1961). Synectics: The development of creative capacity. New York: Harper and Brothers

Goulding, M. & Goulding, R. L. (1981). Neu-Entscheidung. Stuttgart: Klett-Cotta

Gropp, W. (1996). Zur Freiverantwortlichkeit des Suizids aus juristisch-strafrechtlicher Sicht. In Pohlmeier, H., Schöch, H. & U. Venzlaff (Hrsg.) (1996). Suizid zwischen Medizin und Recht. Stuttgart: G. Fischer, S. 13–31

Guillon, C. & Le Bonniec, Y. (1982). Gebrauchsanleitung zum Selbstmord. Frankfurt/M.: Robinson

Haley, J. (1978). Die Psychotherapie Milton H. Ericksons. München: Pfeiffer

Haenel, Th. & Pöldinger, W. (1986). Erkennung und Beurteilung der Suizidalität. In: Reimer, C. (Hrsg.), Krisenintervention – Konsiliarpsychiatrie. Heidelberg: Springer, S. 106–132

Heinrich, M. (1990). Hilfe für Suizidgefährdete. Suizidprophylaxe, 1. Sonderheft, 4. Auflage, 19–22

Henseler, H. (1974). Narzißtische Krisen – Zur Psychodynamik des Selbstmords. Reinbek: Rowohlt

Henseler, H. (1981). Krisenintervention – Vom bewußten zum unbewußten Konflikt des Suizidanten. In: Henseler & Reimer, S. 113–135

Henseler, H. & Reimer, Ch. (Hrsg.) (1981). Selbstmordgefährdung. Zur Psychodynamik und Psychotherapie. Stuttgart: Frommann-Holzboog

Hömmen, C. (1989). Mal sehen, ob ihr mich vermißt. Menschen in Lebensgefahr. Reinbek: Rowohlt

Hoppe, F. (1983). Hypnotische Schmerzlinderung durch therapeutische Anekdoten. Eine Untersuchung zur Verarbeitung von Mikro- und Makrosuggestionen bei chronischen Schmerzpatienten. Zs. f. Klin. Psychol., 13 (4), 300–321

Jonas, D. & Daniels, A. (1987). Was Alltagsgespräche verraten. Wien: Hannibal

Jung, C. G. (1946–1955). Briefe II 1946–1955, 2. Olten: Walter, 1980, 2. Auflage

Kagelmann, J. (1988). Psycho-Literatur: Lieber ins Kino? Psychologie heute, 15. Jg. (Okt.; im Sonderteil Psychologiebücher: Wie sehen Psychologie-Lektoren den Büchermarkt), S. 86–87

Kanfer, F. H., Reinecker, H. & Schmelzer, D. (1990). Selbstmanagement-Therapie. Berlin u. a.: Springer

Kast, V. (1989). Der schöpferische Sprung. Vom therapeutischen Umgang mit Krisen. München: dtv

Keupp, H. & Zaumseil, M. (Hgg.) (1978). Die gesellschaftliche Organisation psychischen Leidens. Frankfurt: Suhrkamp

Kind, J. (1992). Suizidal. Psychoökonomie einer Suche. Göttingen: Vandenhoeck & Ruprecht

Kossak, H.-C. (1989). Hypnose. Ein Lehrbuch. München: Psychologie Verlagsunion

Kreitman, N. (1986). Die Epidemiologie des Suizids und Parasuizids. In: Reimer, C. (Hrsg.)

Kreitman, N. (Ed.) (1977). Parasuicide. London: Wiley

Kuitert, H. M. (1986). Das falsche Urteil über den Suizid. Gibt es eine Pflicht zu leben? Stuttgart: Kreuz

Kurz, A., Möller, H. J., Torhorst, A. & Lauter, H. (1988). Validation of six Risk Scales for Suicide Attempters. In: Möller, Schmidtke & Welz, 179–181

Lazar, R. A. (1992). Container – Contained und die helfende Beziehung. In: Erdmann, M. (Hrsg). Die hilfreiche Beziehung in der Psychoanalyse. Göttingen: Vandenhoeck & Ruprecht

Lazarus, A. A. (1977). Fragebogen zur Lebensgeschichte. Übersetzt und erweitert von D. Zimmer u. L. Echelmeyer. Tübingen: DGVT

Linden, M. (1980). Depressive Therapeutenkognitionen. In: Hautzinger, M. & Schulz, W., Klinische Psychologie und Psychotherapie, Bd.3, Depression, Psychosomatik. Kongreßbericht Berlin, S. 41–48

Lukas, E. (1984). Logotherapie. Auf der Suche nach Sinn. In: Petzold, H. (Hrsg.), Wege zum Menschen: Methoden und Persönlichkeiten moderner Psychotherapie (Bd. 1). Paderborn: Junfermann, S. 451–522

Maltsberger, J. T. & Buie, D. H. (1974). Countertransference hate in the treatment of suicidal patients. Arch. Gen. Psychiat., 39, 625 –633

Meichenbaum, D. H. (1977). Methoden der Selbstinstruktion. In: Kanfer, F. H. & Goldstein, A. P. (Hrsg.), Möglichkeiten der Verhaltensänderung. München: Urban und Schwarzenberg, S. 407–450

Milch, W. E. (1988). Der Übertragungsbegriff und die Kränkung des Therapeuten. Überlegungen zur Übertragung und Gegenübertragung suizidaler Patienten. In: Wolfersdorf, M. & Wedler, H., (1988), S. 13–25

Minuchin, S. & Fishman, H. C. (1985, 2. Aufl.). Praxis der strukturellen Familientherapie. Freiburg: Lambertus

Modestin, J. (1990). Über die präsuizidale Verfassung. In: Der Nervenarzt, 61, 159–163

Möller, H. J. (1984). Biochemische Hypothesen und medikamentöse Behandlungsmöglichkeiten suizidalen Verhaltens. In: Welz & Möller S. 111–127

Möller, H. J., Schmidtke, A. & Welz, R. (Eds.) (1988). Current issues of suicidology. Berlin: Springer

Pöhls, V. (1988). Kritik des Umgangs mit antisuizidalen Maßnahmen in der suizidologischen Literatur – Dargestellt am Beispiel von Gerhild Heuers Buch »Selbstmord bei Kindern und Jugendlichen«. In: Wolfersdorf & Wedler, S. 243–258

Pöhls, V. (1991). Kritische Anmerkungen zu Wolfram Dorrmanns Buch »Suizid. Therapeutische Interventionen bei Selbsttötungsabsichten«. Suizidprophylaxe, 18 (3), 231–242

Pohlmeier, H. (1995). Ethik der Selbstmordverhütung. Zwischen Anmaßung und Verpflichtung. Universitas, (7), 639–652

Pohlmeier, H. (1982). Selbstmordverhütung als Praxisfeld der Medizinischen Psychologie. In: Pohlmeier (Hrsg.): Medizinische Psychologie und Klinik. Stuttgart: Verlag für angewandte Psychologie

Pohlmeier, H. (1992). Ängste des Therapeuten als typisches Therapieproblem im Umgang mit Suizidpatienten. In: Wedler, H. et al. (Hrsg.). Therapie bei Suizidgefährdung. Regensburg: Roderer S. 249–254

Pope, K.-S. & B. G. Tabachnick (1993). Therapists' anger, hate, fear, and sexual feelings: National survey of therapist responses, client characteristics, critical events, formal complaints, and training. Profess. Psychol. Research and Practice, 24 (2), 142–152

Reimer, C. (1981). Zur Problematik der Helfer-Suizidant-Beziehung: Empirische Befunde und ihre Deutung unter Übertragungs- und Gegenübertragungsaspekten. In: Henseler, H. & Reimer, C., S. 1–27
Reimer, C. (Hrsg.) (1986). Psychiatrie der Gegenwart 2. Krisenintervention – Suizid – Konsiliarpsychiatrie. Heidelberg: Springer
Reimer, C. & Henseler, H. (1981). Mißglückte Interventionen bei Suizidanten. In: Henseler & Reimer, S. 171–187
Revenstorf, D. (1994). Zu den wissenschaftlichen Grundlagen der klinischen Hypnose unter besonderer Berücksichtigung der Hypnotherapie nach M. H. Erickson. Hypnose und Kognition, 11 (1, 2), 190–224
Richman, J. (1986). Family therapy for suicidal people. New York: Springer
Ringel, E. (1953). Der Selbstmord. Abschluß einer krankhaften Entwicklung
Rogers, C. R. (1973). Die klientenzentrierte Gesprächstherapie. München: Kindler
Rotov, M. (1970). Death by suicide in the hospital. An analysis of 20 therapeutic failures. Am. J. Psychoth., 25, 216–227
Rubinstein, R.: Sterben kann man immer noch. Frankfurt/M.: Suhrkamp
Rüegsegger, P. (1963). Selbstmordversuch. Psychiatrie & Neurologie, 146, 81–104
Sander, K. & Lück, H. E. (1974). Entwicklung einer Skala zur Messung von studentischen Problemen (SSP). Zeitschrift für experimentelle und angewandte Psychologie, 21, 250–262
Schaller, S. & Schmidtke, A. (1988). Hoffnungslosigkeit, Dissimulation und Suizidintention. Suizidprophylaxe, 15, 191–202
Schiepek, G. (1988). Psychosoziale Praxis und Forschung: Ein methodologischer Entwurf aus systemischer Sicht. In: Reiter, L., Brunner, E. J. & Reiter-Theil, S. (Hrsg.), Von der Familientherapie zur systemischen Perspektive. Berlin et al.: Springer, S. 51–73
Schmidtke, A. & Häfner, H. (1986). Die Vermittlung von Selbstmordmotivation und Selbstmordhandlung durch fiktive Modelle. Die Folgen der Fernsehserie »Tod eines Schülers«. Nervenarzt, 57, 501–510
Schmidtke, A. & Schaller, S. (1985). Testpsychologische Diagnostik suizidalen Verhaltens: Anmaßung oder Möglichkeiten? In: Hehl, F. J., Ebele, V. & Ruch, W. (Hrsg.), Diagnostik psychischer und psychophysiologischer Störungen. Bonn: Deutscher Psychologen-Verlag
Schuldt, K.-H. (1984). »Ich werde mich nicht töten ...« Der Einsatz des Nicht-Suizid-Vertrages innerhalb von Beratung und Behandlung. In: Arbeitskreis Leben (AKL) e.V. & Schuldt, K.-H. (Hrsg.), Lebenskrisen: Möglichkeiten der Bewältigung; Suizidverhütung zwischen individueller Krise und gesellschaftlichen Bedingungen. Tübingen: Selbstverlag, 107–120
Schuldt, K.-H. (1988). Transaktionsanalyse und Suizidalität. Die Verantwortung behält der Klient – Sinn und Zweck der Vertragsarbeit. In: Wolfersdorf & Wedler, S. 53–64
Selvini-Palazzoli, M. et al. (1978). Paradoxon und Gegenparadoxon. Stuttgart: Klett-Cotta
Selvini-Palazzoli, M. (1986). Das Problem des Zuweisenden: Geschwister als Zuweiser. Zs. f. system. Ther., 4 (1), 47–61
Shneidman, E. (1988). Es gibt besseres als den Tod. Psychologie heute, 15 (3), S. 28–31

Sonneck, G. (1985). Die Möglichkeiten der Suizidprophylaxe außerhalb der Klinik. Suizidprophylaxe, 44 (3), 162–176
Sperling, E. (1980). Suizid und Familie. Gruppenpsychotherapie und Gruppendynamik, 16, 24–34
Statistisches Bundesamt (1990). Fachserie 12, Reihe 4, Todesursachen 1989
Steinert, T. (1993). Freizeitrisikoverhalten – ein suizidales Phänomen? Suizidprophylaxe, 20 (19) 45–55
Stierlin, H. (1978). Delegation und Familie. Beiträge zum Heidelberger familiendynamischen Konzept. Frankfurt/M.: Suhrkamp
Teismann, T. & W. Dorrmann (2013). Suizidalität – Risikoabschätzung und Krisenintervention. Psychotherapeut, 2013 (3), 297–309
Teismann, T. & W. Dorrmann (2014). Suizidalität. Fortschritte d. Psychotherapie. Göttingen: Hogrefe
Teismann, T. & W. Dorrmann (2015). Suizidgefahr? Ein Ratgeber für Betroffene und Angehörige. (Ratgeber zur Reihe »Fortschritte der Psychotherapie« – Band 32), Göttingen: Hogrefe
Teismann, T., Gysin-Maillart, Anja C, Koban C. & W. Dorrmann (2019). Krisenintervention und Suizidalität: Beltz Video-Learning (2 DVDs mit 16-seitigem Booklet. Laufzeit 242 Min.)
Thomas, K. (1987). Mangelnde Konfrontation. Suizidprophylaxe, 14, 174–186
Thomas, K. (1970). Menschen vor dem Abgrund – Ein Arzt und Psychotherapeut berichtet aus der Praxis der Selbstmordverhütung. Hamburg: Wegner
Ühlein, H. O. (1990). Suizidhandlungen – ein eigenes berufliches Tätigkeitsfeld? Report Psychologie, 15. Jg., (Juli), S. 12–17
Veiel, H. O. F., Brill, G., Häfner, H. & Welz, R. (1988). Charakteristische Muster von sozialer Unterstützung im Umfeld von Suizidversuchen. Suizidprophylaxe, 15, 176–190
Wahlen, S. R., Di Giuseppe, R. & Wessler, R. L. (1982). RET-Training. München: Pfeiffer
Weeks & L'Abate (1985). Paradoxe Psychotherapie. Stuttgart: Enke
Wedler, H. (1985). Umgang mit Suizidpatienten im Allgemeinkrankenhaus. Regensburg: Roderer
Welz, R. (1979). Selbstmordversuche in städtischen Lebensumwelten – eine epidemiologische und ökologische Untersuchung über Ursachen und Häufigkeit. Weinheim: Beltz
Welz, R. & Möller, J. (1984). Bestandsaufnahme der Suizidforschung. Regensburg: Roderer
Wittmann, D. (1986). Der Wandlungsaspekt in der Beratung suizidgefährdeter Menschen – Anmerkungen zur Suizidproblematik aus der Sicht der Analytischen Psychologie. In: Wolfersdorf, M. & Wedler, H., S. 39–52
Wedler, H. (1993), Zum Rückgang der Suizidhäufigkeit in Deutschland. Suizidprophylaxe, 76 (3), 223–231
Wogan, M. (1970) Effekt of therapist-patient personality variables on therapeutic outcome. J. o. Consulting Psychology, 35, 356–361
Wolfersdorf, M. (1989). Krisenintervention und Psychotherapie. In: Finzen, A., S. 74–94
Wolfersdorf, M. & Wedler, H. (1988). Beratung und psychotherapeutische Arbeit mit Suizidgefährdeten. Regensburg: Roderer
Wolfslast, G. (1985). Psychotherapie in den Grenzen des Rechts. Stuttgart: Enke
Yulis, S. & Kiesler, D. J. (1968). Countertransference response as a function of therapist anxiety and content of patient talk. J. of Consulting and Clinical Psychology, 32, 413–419